心身医療と歯科医療
―歯・口腔・顎と心と健康科学―

編 著
福岡大学医学部歯科口腔外科学講座教授
都　温彦

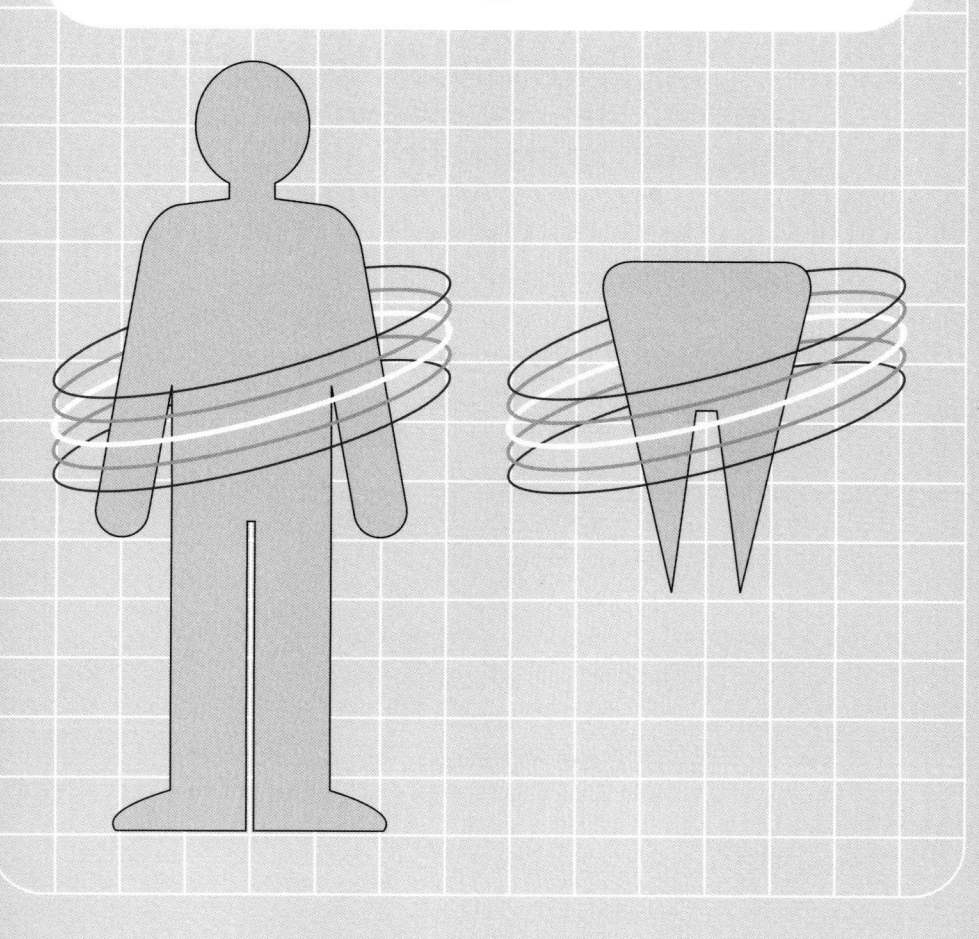

株式会社 新興医学出版社

編　集

都　　温彦　　福岡大学医学部歯科口腔外科学講座・教授

執筆者一覧

都　　温彦	福岡大学医学部歯科口腔外科学講座・教授
西村　良二	福岡大学医学部精神医学講座・教授
細美　直彦	福岡大学病院精神神経科・助手
久保　千春	九州大学大学院医学研究院心身医学・教授
小川　暢也	愛媛大学・名誉教授
坂田　利家	大分医科大学・名誉教授 中村学園大学大学院栄養科学部研究科・教授
福田　仁一	九州歯科大学口腔外科学第1講座・教授
手島　　将	福岡大学医学部歯科口腔外科学講座・助手
豊福　　明	福岡大学医学部歯科口腔外科学講座・講師
本川　　渉	福岡歯科大学成長発達歯学講座・教授
尾崎　正雄	福岡歯科大学成長発達歯学講座・助教授
横田　　誠	九州歯科大学保存学第2講座・教授
内野　　玲	福岡大学病院歯科口腔外科・医員
高橋　宏昌	福岡大学病院歯科口腔外科・医員
槇　　英明	福岡大学病院歯科口腔外科・歯科技工士
嶌田　斉人	福岡大学病院歯科口腔外科・医員
喜久田利弘	福岡大学医学部歯科口腔外科学講座・助教授

(執筆順)

序　文

　わが国における近代の西洋歯科医学，そして医学と歯学の二元論的制度の歴史は明治39（1906）年に医師法と歯科医師法が制定されたことに始まる。
　このことによって，医師と歯科医師の身分と業務に関する内容の規制が発足した。そこで，医科の一部として取り扱われていた歯科は医科とは完全に独立することになった。
　ここで，人体臓器および医学の一つである歯科がなぜ，歯科医学と歯科医療として，独立的に存在するようになったのか，わが国の近代医学と歯科医学について若干述べてみたい。
　わが国における近代西洋の歯科医学は幕末から明治の初期に来日した数名の外国人，大部分はアメリカ人やアメリカで歯科医学を学んだ人たちによってもたらされた。
　歯科医学の発達は私塾教育から起こり徒弟制度の私塾から講習会を経て学校教育へと発展したという経緯がある。
　明治7（1874）年に制定された医制では，口中科が産科，眼科，整骨科と併記されており同8（1875）年に，文部省医務局は西洋医学についての知識を問う医術開業試験を実施することになった。
　明治8（1875）年，歯科医であるエリオット（Elliott, ST. George）の門下生であった小幡英之助（1850〜1911）が口中科でなく歯科という科目で試験を受けることを当局に求め，東京医学校（現在の東京大学）で受験して第1回医術開業試験に合格した。10月に免許状が下付され医籍第4号に登録された。歯科医第1号である。この時から歯科の公称が生まれたといわれる。明治12（1879）年2月には医師試験規則が内務省から布達され，医術の科目に歯科が加えられ，その試験規則第2条に口中科の代わりに歯科を認めた。さらに明治16（1883）年に制定された医術開業試験規則の第7条に歯科試験科目を定めて歯科を確認している。これによって歯科が独立した専門医となり，医師の他に歯科医師という新しい職名ができた。しかし，医師免許規則では医師という名称のなかに包括されていた。

そこで，明治16（1883）年末までに医術開業試験に合格した者は医籍に登録された。

明治16（1883）年に制定された医術開業試験規則は同17（1884）年1月1日から施行され，同時に医師免許規則ができて歯科医術を開業しようとするものは，試験を受けねばならなくなり，それに合格した者が歯科医籍に登録されることになった。

医学教育史と歯科医学教育史との比較は医学教育では医学校ができた後に医師試験規則が公布された。

そのことに比べ，歯科医学教育は歯科医術開業試験が実施されても，文部省の方針が定まらなかったために私塾教育が続き，私立の教育機関ができてからはるか後にようやく官立の教育機関が設立されたのである。

その理由は歯科医学は医学から分離すべきであるという考え方と，医学を修めた後に歯科を専門に学修すべきであるとする二つの意見が対立していたためといわれる。そして，明治39（1906）年歯科医師法が公布され，文部省は明治40（1907）年に歯科医学専門学校を認可する方針を採った。ようやく官立の東京高等歯科医学専門学校が島峰　徹によって設立されたのは昭和3(1928)年10月であった。

そして新制の歯科大学がわが国にはじめて登場したのは第二次世界大戦後の昭和26（1951）年からである。このような歯科医学の経緯は歯科医学の内容と発展そして歯科医師の社会的地位に関して大きな影響を与えている。

医聖ヒポクラテス（460〜377 B.C.）が抜歯の適応症や歯周疾患，顎骨骨折などの治療法について述べているので医学と歯学の区別は本来，制度上だけの問題である。

明治39（1906）年以来，歯科医学・医療と医学・医療とは二元性の制度になり現在に至っている。

歯科医学・医療は歯科医師法によって"歯・口腔・顎"という身体臓器について，あたかも陸の孤島を守るがごとく，全身から閉鎖された状態で発展してきたわけである。

歯科臨床においては歯や口腔の局所的問題のみに対応できる場合と，人体の一つの臓器として人間的，あるいは心理社会的，有機的にとらえられる場合と

がある。

　わが国における医師法と歯科医師法の二元性制度は1世紀にわたる長い歴史的経過のうちに，歯や口腔が人体や人格とは関係のない独立・分離した臓器のごとく，また歯科医師も医師とは異なった職業のごとく，世間的にあるいは歯科医師自身も思うようになったきらいがある。

　明治維新の文明開化によってわが国は模範的に西洋の学問を取り入れた。そして，西洋医学は，当初から精神と身体とを兼ね備えていた。しかし，歯科医師を養成する歯科医学校には，人間の精神や行動や脳機能を考える精神医学はなく，もっぱら口腔という身体臓器のみをもって学問の対象とし医療を行ってきた。人間は環境そして脳と心と身体各臓器との有機的機能によって存在しており，脳と心とを省いては真の人間科学は構築されない。

　これまで歯科医学・医療は身体医学の立場から眼に見える方法をもって発達してきた。眼にみえない心理社会面や中枢神経機能，哲学的側面は死角になっていたと思われる。

　本書はそこに光をあてたいという目的をもって，医学分野の小川暢也名誉教授，坂田利家名誉教授，久保千春教授，西村良二教授，4人の先生方に専門的立場からの執筆をお願いしてお引き受け頂くことになった。

　健康の三条件として快食，快眠，快便があげられる。このなかで生命の根源であるエネルギー摂取の第1段階であり，食行動の関門である咀嚼器官は歯科口腔外科診療における主要な業務の対象である。本書はその基礎と心身医学的な臨床面について触れることにした。この他，口腔には発音や呼吸道としての生理的機能も備わっているが，ここではそのことに触れないことにする。

　これまで歯科にはみられなかった心と脳機能，そして全身的健康という視野を加え，相補的に歯科医療をより全人的なものに近づけ，そして，これまでの医学と歯学二元性制度のなかで生じた両者間の谷間が本書によって少しでも埋めることできれば望外の喜びである。

都　　温彦

〈**参考文献**〉正木　正：歯科医学教育のはじまり．日本の歯科医学教育小史．医歯薬出版，東京，3-35，1977

目　　次

第1部　総　　論

I．歯科心身医学に求められる概念 ………………………………………2
II．精神科領域の患者の歯科受診について
　　―対応のポイントについて― ……………………………………4
　A．精神科領域の患者が歯科受診した場合の見分け方 ……………4
　B．患者心理の概要 …………………………………………………5
　C．精神科領域における患者への歯科治療に際しての注意点と対応法
　　 ……………………………………………………………………6
　　1．妄想性パーソナリティ ………………………………………6
　　2．分裂病質パーソナリティ ……………………………………7
　　3．分裂病型パーソナリティ ……………………………………7
　　4．演技性パーソナリティ ………………………………………8
　　5．自己愛パーソナリティ ………………………………………8
　　6．反社会的パーソナリティ ……………………………………9
　　7．境界パーソナリティ …………………………………………9
　　8．依存性パーソナリティ ………………………………………10
　　9．回避パーソナリティ …………………………………………10
　　10．強迫的パーソナリティ ………………………………………11
　D．医原性の要因の絡みやすい心気症 ……………………………11
　E．歯科から精神科への紹介法 ……………………………………13
　F．精神科患者の治療法の概要 ……………………………………15
III．心身医学と心療内科と生活習慣病 ……………………………16
　A．心身医学 …………………………………………………………16
　B．日本における心療内科の歴史 …………………………………17

- C．心療内科の対象疾患 …………………………17
- D．心身相関の考え方 ……………………………18
- E．心身相関のメカニズム ………………………19
- F．心理的メカニズム ……………………………19
    - 1．条件づけによる身体反応 …………………19
    - 2．不安，緊張，抑うつによる身体反応 ……20
    - 3．暗示による身体反応 ………………………20
    - 4．心身交互作用 ………………………………20
    - 5．身体の病気の神経症化 ……………………20
- G．生理的メカニズム ……………………………21
    - 1．中枢神経系 …………………………………21
    - 2．自律神経系 …………………………………22
    - 3．内分泌系 ……………………………………22
    - 4．神経・内分泌系による免疫機能の調節 …23
        - (1) 大脳辺縁系―視床下部―下垂体―副腎系と免疫系 …23
        - (2) 自律神経系と免疫系 ……………………24
    - 5．免疫系による生体反応 ……………………24
        - (1) 発　熱 ……………………………………25
        - (2) 食　欲 ……………………………………25
        - (3) 睡　眠 ……………………………………26
    - 6．免疫の条件づけ ……………………………26
- H．生活習慣病 ……………………………………27
- I．生活習慣病治療における心身医学的アプローチ …………28
- J．心身医学療法 …………………………………29

IV．向精神薬 …………………………………31
- 1．生物学的要因 ………………………………33
- 2．環境要因 ……………………………………33
- 3．行動（作業）要因 …………………………33
- A．向精神薬の分類 ………………………………34

B．向精神薬の適応となる疾患 …………………………………………35
　　C．プラシーボ効果（反応） ……………………………………………36
　　　1．医師の態度 …………………………………………………………37
　　　2．患者のパーソナリティ特性 ………………………………………37
　　　3．社会環境条件 ………………………………………………………37
　　　4．治療に対する意欲 …………………………………………………37
　　　5．既往治療情況 ………………………………………………………38
　　D．時間治療法 ……………………………………………………………39
　　E．今後の課題 ……………………………………………………………40
V．咀嚼機能を科学する：肥満症患者への治療応用 …………………………42
　　A．咀嚼は脳内ヒスタミン神経系を賦活する …………………………44
　　B．ヒスタミン神経系は食欲と体エネルギー消費を調節している …47
　　　1．食欲抑制 ……………………………………………………………48
　　　2．内臓脂肪に特有な脂肪分解の促進 ………………………………48
　　　3．非ふるえ熱産生の亢進 ……………………………………………50
　　　4．肥満遺伝子発現と負のフィードバック系を形成 ………………50
　　　5．ヒスタミン神経賦活による leptin 抵抗性の減弱効果 …………52
　　C．咀嚼はヒスタミン神経系を賦活し体重減少を招く ………………52
　　　1．咀嚼法による減量効果 ……………………………………………53
　　　2．ヒスタミン神経系を賦活する日本食化超低エネルギー食療法 …54
　　D．近未来への治療的展望：Brain foods としての L-ヒスチジン ……54
VI．歯の進化とヒト本来の食物と咀嚼と健康について ………………………59
　　A．歯と食物との関係 ……………………………………………………59
　　B．咀嚼の必要性 …………………………………………………………61
VII．歯科患者の受診動機 …………………………………………………………66
　　A．患者のニーズ …………………………………………………………66
　　B．受診動機と疾患との関係 ……………………………………………69
　　　1．受診動機と症状と疾患について …………………………………69
　　　　（1）痛むから ………………………………………………………69

         (2) よく噛めない ··· 69
         (3) 早めの治療が大切 ·· 70
         (4) 健康のことが気になる ··· 70
         (5) 食生活が楽しくない ··· 70
         (6) みかけが悪い ··· 70
         (7) 生命にかかわる ··· 70
      2．受診動機に関連する疾患について ··· 70
         (1) 痛み ··· 71
         (2) よく噛めない ··· 71
         (3) 食生活が楽しくない ··· 71
         (4) みかけが悪い ··· 72
         (5) 生命にかかわる ··· 72
Ⅷ．訴えと身体的変化 ·· 73
Ⅸ．歯科患者の訴えについて ·· 76
   A．不定愁訴について ·· 77
   B．執拗な訴え ··· 78
      1．患者の現実や真実が，正しく歯科医師に受け入れられていないとき
         ··· 78
      2．患者がものごとにどうしようもなくこだわったり，とらわれたりする
         場合 ··· 79
      3．心気症的傾向が強い場合 ··· 79
      4．知能障害がある場合 ··· 79
      5．妄　　想 ··· 80
      6．polysurgery の場合 ··· 80
      7．痴呆患者 ··· 81
      8．恐怖を訴える患者 ··· 81
   C．うつ状態や躁状態の患者 ··· 82
   D．神経症患者について ··· 82
   E．精神薄弱患者やてんかん性精神病患者について ······································ 83

  F．老人患者について ……………………………………83
Ⅹ．医事紛争 …………………………………………………85
 A．医事紛争の現状 ………………………………………85
 B．医事紛争例 ……………………………………………86
  1．医療トラブルについて …………………………86
  2．事　　例 …………………………………………86
   (1) 誤抜歯 ………………………………………86
   (2) 抜歯後の知覚麻痺 …………………………87
   (3) 抜歯時皮下気腫 ……………………………87
   (4) 抜歯時根迷入 ………………………………88
   (5) 抜歯後感染 …………………………………88
   (6) 薬　疹 ………………………………………89
 C．紛争の予防のために …………………………………90
Ⅺ．患者の表情 ………………………………………………92
Ⅻ．歯科心身症の病態モデルの考察 ………………………95

第2部　病態・疾患編

Ⅰ．心身医学的対応を要する歯科患者の症例 ……………98
 A．Polysurgery（頻回手術症）…………………………98
  1．Polysurgery 患者の結婚状況 …………………99
  2．Polysurgery の診断と治療ならびに予後 ……99
 B．口臭症 …………………………………………………100
 C．咬合の異常感 …………………………………………102
 D．舌痛症 …………………………………………………104
 E．口腔異常感症 …………………………………………106
 F．醜形恐怖（身体醜形障害）…………………………107
 G．演技性人格障害 ………………………………………109
 H．口腔内セネストパチー ………………………………111

- Ⅰ．Tourette（トゥレット病）症候群
  - ―自傷行為に起因した難治性舌潰瘍― ……………………………………113
  - 症例呈示 ……………………………………………………………………113
- Ⅱ．歯科治療と患者の生体反応および行動 ……………………………………116
  - A．歯科口腔外科治療時における"いわゆる脳貧血発作" …………116
    - 1．いわゆる脳貧血発作 ……………………………………………117
    - 2．いわゆる脳貧血発作の発症時状況 ……………………………117
    - 3．歯科処置時における血圧値と脈拍数の観察 …………………118
      - (1) 安定型 ………………………………………………………119
      - (2) 大うねり型 …………………………………………………119
      - (3) 小波型 ………………………………………………………119
    - 4．いわゆる脳貧血発作時における血圧値と脈拍数の観察 ……120
    - 5．脳貧血調査表による脳貧血者，非脳貧血者分類法について …121
  - B．局所麻酔注射処置とカテコールアミンの変動 …………………122
    - 1．観察対象ならびに測定方法 ……………………………………122
    - 2．結　果 ……………………………………………………………122
  - C．痛みとカテコールアミンの変動 …………………………………124
    - 1．器質的歯科疾患に伴う激痛症例に対する VMA 値の観察 …124
    - 2．痛みと精神的作業障害 …………………………………………127
  - D．服薬違反について …………………………………………………129
- Ⅲ．痛みの訴えについて ……………………………………………………132

第3部　健康科学編―生活習慣性病態

- Ⅰ．小児歯科について ………………………………………………………138
  - A．小児の咀嚼習慣と健康 ……………………………………………138
  - B．小児の口腔衛生習慣 ………………………………………………142
- Ⅱ．口腔衛生と歯周疾患と骨再生 …………………………………………147
  - A．歯周病治療発展の歴史 ……………………………………………148

1．プラーク細菌はバイオフィルム …………………………………148
　　2．ハイリスク患者の術前診断の可能性 …………………………149
　　3．喫煙は歯周病の最大のリスク因子である ……………………149
　B．口腔ケアは生活習慣病の予防につながる ………………………150
　　1．歯周疾患と心臓血管病変との関連 ……………………………150
　　2．歯周病と嚥下性肺炎との関連 …………………………………150
　　3．歯周病と糖尿病との関連 ………………………………………151
　　4．歯周病と低出生体重児 …………………………………………151
　　5．その他疾患との関連 ……………………………………………151
　C．歯周治療の流れ ……………………………………………………152
　　1．歯周治療の進め方 ………………………………………………152
　　2．治療計画 …………………………………………………………153
　　3．治療経過
　　　　プラークコントロールモチベーションの困難性 ……………155
　D．最近の歯周治療の進歩 ……………………………………………159
　　1．再生療法 …………………………………………………………159
　　　（1）再生への条件 …………………………………………………159
　　　（2）再生療法の種類 ………………………………………………159
　　　　①GTR法 ………………………………………………………159
　　　　②エナメル基質（エムドゲイン）による誘導再生法 ………159
　　　　③現在研究中の再生療法 ………………………………………160
　E．生活習慣病としての歯周治療におけるパラダイムシフト ………160
III．口腔消化と血糖値との関係 …………………………………………162
　A．口腔消化 ……………………………………………………………162
　B．咀嚼と血糖値との関係 ……………………………………………164
　　1．結果および考察 …………………………………………………165
　　2．まとめ ……………………………………………………………167
IV．唾液分泌と自律神経機能 ……………………………………………168
　A．観察対象ならびに方法 ……………………………………………168

B．結　　果 ……………………………………………………170
　　C．考　　察 ……………………………………………………171
Ⅴ．口腔湿潤感安定と不安定 ………………………………………173
　　A．口腔湿潤感安定者と不安定者に関する特徴項目 ……………173
　　B．まとめ ………………………………………………………175
Ⅵ．咀嚼習慣と肥満 …………………………………………………177
　　A．年齢別咀嚼習慣の頻度 ………………………………………177
　　B．年齢別にみた咀嚼習慣と体重との関係 ……………………178
　　　1．19〜29歳群 ………………………………………………178
　　　2．30〜34歳群 ………………………………………………178
　　　3．35〜39歳群 ………………………………………………180
　　　4．40〜44歳群 ………………………………………………180
　　　5．45〜49歳群 ………………………………………………181
　　　6．50〜59歳群 ………………………………………………182
　　C．考　　察 ……………………………………………………183
　　　1．咀嚼習慣と年齢との関係 …………………………………183
　　　2．年齢別にみた咀嚼習慣と体重との関係 …………………183
　　D．まとめ ………………………………………………………184
　　　1．咀嚼習慣と年齢との関係 …………………………………184
　　　2．咀嚼習慣と体重との関係 …………………………………184
Ⅶ．義歯で噛めるようになること …………………………………185
　　A．対象と方法 …………………………………………………185
　　　1．有床義歯の種類別模式図 …………………………………185
　　B．結　　果 ……………………………………………………187
　　　1．機能的正常咬合者 …………………………………………187
　　　2．種類別観察 …………………………………………………187
　　　3．有床義歯装用者の咀嚼能力と健康との関係 ……………187
　　　　（1）高齢者の有床義歯装用について ………………………187
　　　　（2）顎義歯装用者について …………………………………190

VIII. 顎関節症患者に対する咀嚼指導と心身の健康 …………193
- A．咀嚼指導と顎関節症患者の全身的症状 …………194
- B．まとめ …………195

IX. 口腔ケア …………197
- A．全身および口腔状態における口腔細菌動態 …………197
- B．観察内容 …………198
- C．結　　果 …………198
- D．これからの戦略と展望 …………199

X. 歯・口腔・顎顔面美について …………201
- A．歯科における美の背景と原理 …………201
- B．顔面の形態心理学的特徴 …………201
- C．顔面骨格と軟組織の機能的均衡美 …………202
- D．歯と口唇との構成美 …………205
- E．歯・顎・顔面美と人の心理 …………205
- F．歯・口腔・顎顔面美のまとめ …………206

あとがき …………207

索引 …………209

第1部

総　　論

I．歯科心身医学に求められる概念

都　温彦

「何が歯科心身医学であり，歯科心身医学とは何か」という問いについて，触れておきたい。

歯科患者の多くは身体的疾患と，その原因をもっている。治療については身体的病変に対する治療が多い。心理社会的原因から起こる歯科疾患はさほど多くない。しかし，歯科患者を"病める人"として心身医学的，全人的に対応する機会は多い。この場合どうすればよいか。

第一はデカルトの考える精神と延長して考えることができる身体の二元論の哲学体系に則り，身体と精神とに分けて診察する方法がとられる。すなわち，歯や口腔や顎顔面の身体的所見とそれにかかわる全身面の身体的所見が観察される。そして次には患者の性格，情緒，行動，理解性や家族的・社会的状況，個人の尊厳性などに関する精神面が評価される。これらの別々の観察にたって両者は統合的に考察されて，歯科患者に対する全体的見解が出される。

第二は，歯科患者の非器質性の痛みや異常感，口腔乾燥感，口臭，歯科治療に対する不安・恐怖や緊張，食性の進化と咀嚼習慣に関する顎機能障害，咬合の異常感，そして口腔症状に付随する全身的不定愁訴，咀嚼習慣や食事に関連する生活習慣性病態，口腔領域における知覚的・意識的認知異常，など身体的器質的原因が直接認められない症例がある。

このような場合には歯科心身症としての検査や可逆的・保存的治療による治療的診断，関連痛など器質的原因を有する身体疾患との鑑別や除外診断を行い，心身症としての診断を確定したうえで治療的対応を行う。

第三は，精神科領域疾患あるいは脳梗塞や脳の血液循環障害などの器質的病変による歯科領域における身体的訴えが疑われる場合や自傷行為による口腔粘膜の潰瘍などの症状を発現する患者がある。このような場合には歯科医療圏外の患者として鑑別することが重要である。しかし，このような患者が本来の器質的歯科疾患を実際もっており，その治療を希望して受診する場合には精神科医や心療内科医との連携医療が考慮されなければならない。

　第四は，歯科医師と患者関係において生じる医原的，心理社会的問題があげられる。現代の患者の医療に対する要求や考え方は過去に比べると著しく異なってきた。歯科医療における患者の人権に関してQOLの配慮やインフォームド・コンセントの不在からくる医療訴訟問題や治療経過の不良，などについては医師—患者関係のあり方が大きく関与している。

　ここで再度，要約してみると，
- 第一は身体的歯科疾患をもつ患者の心身両面と環境面における理解と対応
- 第二は歯科心身症への対応
- 第三は精神科や他科との連携医療を要する歯科疾患への対応
- 第四は歯科医師—患者関係における医原的，心理社会的問題への対応

などである。

　医学においては精神医学と心身医学（心療内科）はそれぞれに独立した科として存在している。そこで歯科心身医学の定義的見解については医学の立場と異なり，歯科医療における独自性からみて広義に解釈されることが現実的である。

　すなわち，臨床面では通常の社会生活を営んでいる歯科患者の生活習慣，そして歯科心身症による障害を生じている患者，精神医学的問題がある歯科患者などの心理社会面や行動面についての理解や対応性が考えられる。

II. 精神科領域の患者の歯科受診について
―対応のポイントについて―

西村　良二，細美　直彦

A. 精神科領域の患者が歯科受診した場合の見分け方

　歯科治療を受けに来た場合，精神科的問題としては，以下の二つのことが考えられよう。
　①治療すべき歯科疾患があり，有効な歯科治療を行うためには精神科医の援助が必要なときである。すでに精神科医療を受けている患者では，主治医が精神科医と連絡を取り合って，しかるべき歯科治療をすすめていけばよい。また，診察したところ，歯科疾患はあるが，精神科疾患を合併していることを発見することもあるだろう。歯科治療を優先するか，精神科治療を優先するかということが問題となるかもしれない。次には，②歯科治療を求めてきたが，その訴えそのものが精神症状であり，歯科的治療が必要でないときである。どのように精神科を紹介しようかと困ることがあるかもしれない。
　いずれにしても，精神科疾患の症状の特徴について知っておくことは大事であろう。
　精神症状は一つだけポツンと出てくることはない。必ずいくつかの症状がセットとなってあらわれる。症状は，ある「まとまり」，一定の「組み合わせ」となってあらわれ，どの症状と，どの症状がセットになりやすいということも

ある。こうして，精神現象としての，あるまとまった形をつかむことが臨床では重要であり，患者の病像をトータルに把握するのである。この精神現象のまとまった形を症候群，状態像と呼び，いくつかのパターンを熟知しておくことが望ましい。たとえば，歯科領域の訴えが含まれることが多いものとしては，うつ状態，心気状態，幻覚妄想状態，神経衰弱状態，不安状態などであろう。

歯科医にとっては，歯科領域の訴え以外に，患者がどのような精神症状を訴えているのかに注目することが賢い。また，精神科の疾患でも，精神的症状のほかに，けっこう身体的症状を伴っていることを忘れてはならない。

精神科疾患の各論については，頁数の都合で省略したい。これについては良書が多いので，それらを参照されたい。

B．患者心理の概要

病気をして，安全や自尊心を脅かされ，治療や検査の過程で自分のプライバシーを曝さなければならないという体験は，耐え難い感情を引き起こす。病気をするという出来事は，自立している人にとって屈辱的な体験である。そこには医療スタッフ（支配する側）vs 患者（従順に依存する側）というパラダイムがある。医療スタッフにまったく依存せざるを得ないし，生命を委ねなければならない。こういう状況では，容易に退行状態が生じるのも無理がない。発達段階を逆にたどり，精神的に，もしくは象徴的に満足と安心を得やすい時期にまで戻ってしまうのである。このことはまた，幼少時期に封印していた葛藤（愛情や注目や保護をめぐる葛藤），恐怖や嫉妬や羨望などの否定的な情動を呼び覚ます。

こうした患者の心理を理解し，ラポールをつくっていくことが重要となる。ラポールとは，精神療法において治療者と患者の間に気持ちの通じ合う共感的関係ができることを指す心理学の用語である。

心理的・情動的な要因は，臨床医学の実践を通じて，医療のすべての領域において重要であることは論じるまでもないだろう。

C．精神科領域における患者への歯科治療に際しての注意点と対応法

　ここでは，あるパーソナリティ傾向をもつ人が，歯科疾患に罹患し，治療を受けるといった診療場面ではどのような特徴をみせるか，歯科診療を実践するうえでの信頼関係やラポールのつくりかたを説明したい。パーソナリティの分類は，アメリカ精神医学会の診断分類（DSM-IV）に従っている。
　ここでは，おのおののパーソナリティの人たちに，歯科治療を順調にすすめるうえで，どのような配慮が必要かを示している。それぞれのパーソナリティについての説明はDSM-IVを参照のこと。

1．妄想性パーソナリティ

（1）診療場面での特徴
　患者に示す親密さの程度には注意しなければならない。あまりに親しさや暖かさをみせると，もしくは共感を示すと，患者は「自分を支配しようとしている」と治療者を疑い，侵入される不安を高める。優しさがスタッフの思惑からはずれて患者の猜疑心をあおってしまうのである。
　些細なことへの過敏性，頼ることへの恐怖，底に横たわっている恥や傷つきやすさの気持ちは，特に病気のときに高まっていると考えるべきである。このパーソナリティの人には二重の予期があることを理解しておくべきであろう。すなわち，"自分は価値がないから（治療者から）無視されている"という予期であり，一方では（治療を）"押しつけられている"という予期である。押しつけに対しては報復しようとする気持ちになるのがこのパーソナリティの特徴である。

（2）対応のポイント
　まずは，治療者への信頼を高めるために，控え目で友好的な態度が必要である。しかし，過度に親密な態度は避けなければならない。次に，以前の歯科医との治療者一患者関係について尋ねることは有益である。どのような対応（裏

切りと患者は思っている）を受け，心の傷を受けたか，どのような治療の終わり方をしたかを問う。そうすることで，前の歯科医がはまった落とし穴を避けるヒントを得ることができるかもしれない。もちろん，患者の言うひどい対応が現実のこともあるし，空想上のことかもしれないことは銘記しておく必要がある。また，敵意に満ちた猜疑心を強めないためには，治療や処置の手順を説明しておくことが肝要となる。

2．分裂病質パーソナリティ

（1）診療場面での特徴
　このパーソナリティの人には，親密で個人的なかかわりを避けたいという欲求がある。そして，そのために歯科疾患に罹患しても，症状がひどくなるまでは歯科医の助けを借りようとはしない。病気は自分という人間存在そのものを脅かす，恐ろしいものだと考えているが，一方では他人に頼ることへの恐怖も著しい。

（2）対応のポイント
　プライバシーに踏み込まれたくないという，患者の欲求を認識することが重要である。患者ができるだけ"いつもの生活"の感覚で医療を受けられるように，治療者は工夫しなければならない。

3．分裂病型パーソナリティ

（1）診療場面での特徴と対応のポイント
　分裂病質パーソナリティとほとんど同じである。ただ，ストレスが強くなると，幻聴や妄想が生じ，一過性に精神病状態になることがあるので，そのときには抗精神病薬を使う。

4．演技性パーソナリティ

(1) 診療場面での特徴

　誇り高い人たちである。自尊心の源は，自分のボディにある。女性ではボディの美しさが誇りであり，男性ではボディのパワーやスタミナや筋肉隆々であることが誇りである。したがって，身体の病気は著しい傷つき体験なのである。男性では，から元気で過度に男らしい態度（「歯科治療に麻酔はいらないよ」などのマゾヒズムともいえる態度）をとろうするかもしれない。女性では，男性歯科医から称賛や保護を得るためにコケティッシュな態度をとることがある。

(2) 対応のポイント

　歯科スタッフは，最大限の情動的サポートを与えて患者の不安を減らすようにする。しかし，親しい個人的な関係になるのは絶対に避けるべきである。「先生なら，きっと完全に治してくれると思います」と，魔術的な期待を患者は心の中で育てあげがちなので，この罠に陥らないようにすべきである。歯科スタッフは決して魔法使いではないのだから，親切な，しかし客観的なスタンスをとる。こうして，患者が自尊心や安心感を取り戻すのを手伝う。

5．自己愛パーソナリティ

(1) 診療場面での特徴

　身体的な病気は，このパーソナリティをもつ人のパーフェクトな自己イメージを粉々にしてしまう。自尊心や優越感を取り戻すために，大学病院や公的な病院だけを誉め，民間の病院をこきおろしたりする。また，院長，外来医長，病棟医長，看護師長など権威あるスタッフだけを尊敬し，他のスタッフをあざ笑うことがある。病気になったことで恥や恐怖心が起こっているのだが，それを払いのけるために，権威のヒエラルキーにすがるのである。

(2) 対応のポイント

　まずは，尊敬の気持ちを伝えることである。患者のもつ"自分は重要人物だ"

という感覚を尊重する。次に「病気をしたのは，あなたの弱さではないし，病気を否認することもない」ということを，次第に理解してもらうことが大事である。

6．反社会的パーソナリティ

（1）診療場面での特徴
　このパーソナリティの人は，権威への疑惑や敵愾心をもつ。治療スタッフ側にも，彼らに対して疑惑や敵意が生じることがある。彼らはさまざまなトラブルを引き起こしがちであり，特に人間関係においてトラブルを起こす。そして，そのためにいつもストレスフルな生活が続き，ストレス病になりやすい。

（2）対応のポイント
　なかなか難しいが，まずは権威に対する患者の敵意を悪化させないことである。そして，治療者―患者関係がサド―マゾ関係に陥らないように気をつけることである。挑発的な態度については，次第に気づかせることが肝要である。このパーソナリティの人は，医療関係者から嫌われる傾向にあり，重病の徴候がついつい見落とされがちで，不幸な事態になることがある。

7．境界パーソナリティ

（1）診療場面での特徴
　小さな健康上の問題も，生命を脅かす出来事となる。また，歯科スタッフを信用していないために受診が遅れがちである。スタッフを理想的でまったく完璧な良い人（good）と，迫害してくる人物（bad）とにくっきりと分けてしまう傾向がみられる。

（2）対応のポイント
　治療者に心理的負担をかけてくるのでチームアプローチが必要である。また，患者はよく激怒したり，治療者の能力などをこきおろすので，治療者は怒りの

耐性を高めておくことが大切である。医学的情報や検査結果などは適切に伝えて，安心づけをする。こうして，患者が恐ろしい最悪のシナリオをつくりあげることを阻止するのである。そして，治療者を理想化しすぎないようにもっていくことも重要である。

8．依存性パーソナリティ

(1) 診療場面での特徴
　世話をされることを非常に好み，思った通りの対応が得られないと憤激する。だが，医療には受け身的にしかかかわらない。全部，しかも完全に医療者側がすべきであると考えている。

(2) 対応のポイント
　依存欲求をぶつけてくるので，チームメンバーで分配して対応すべきである。また，治療スタッフは患者のしがみつきにバーンアウトしたり，無意識のうちに敵意に満ちた拒絶をしたりするので，注意する必要がある。安心づけは必要だが，一方，現実的な限界をはっきりと伝えることが大切である。

9．回避パーソナリティ

(1) 診療場面での特徴
　もともと安心感がなくシャイだが，病気をすると，この傾向が増加する。そして，病気をしたこと自体を責められていると感じている。援助を頼むのを不快に思い，症状や痛みもあまり訴えない。

(2) 対応のポイント
　如才なく病歴を聞いたり，歯科診察をすることである。こうして次第にラポールと信頼関係をつくる。患者の治療へのコンプライアンスに敬意を示し，ときに治療者の個人的な関心や意見を述べたりして，元気づけをする。

10. 強迫的パーソナリティ

（1）診療場面での特徴

　身体の病気に陥り，弱められた状態にいることに恥と傷つきの気持ちを抱きやすい。また，医療の権威的な人物に服従すること（指示に従わなければならないなど）に恐怖を覚える。たとえば，検温の時間がちょっと遅れるなど，医療スタッフのルーチンワークに間違いがあると，強い怒りを感じる傾向にある。

（2）対応のポイント

　治療のパートナーになってもらい，患者の能力に敬意を払うことが重要である。念入りな病歴聴取や検査，治療や処置の手順をはっきりと説明することが安心をもたらす。検査結果を説明するとき，たとえば，心電図，透視のフィルムもしくは文献からの実際の報告を証拠としてあげて説明するとよい。水分の摂取や排泄の測定，体重の変動の計測，段階的なエクササイズプログラムのコントロールなど，患者に自己モニターしてもらう。これらのことは"自分のことは自分で仕切っている"という支配感や制御感を高め，患者はやる気を回復するようである。

　以上，パーソナリティを考慮したうえでの，臨床の場での信頼関係やラポールのつくり方である。こうして概観すると，パーソナリティによっては，まったく正反対のアプローチをしていることがわかるだろう。患者に親切であれば事足りるといった単純なものではないのである。もちろん，これらのパーソナリティの混合型があるので，それなりの理解やアプローチの工夫が必要となるのはいうまでもない。

D. 医原性の要因の絡みやすい心気症

　心気症とは，患者が自分の健康に過度にとらわれている状態，病気について過度に心配している状態である。医原性の要因が絡みやすい病態であるので，

ここで説明を加えたい。歯科領域の訴えも多く，診療が難しい患者たちといえる。

　さて，最近の生活状況におけるストレスや二次的疾病利得についてはしっかりと調べられるべきである。必要な診断的手続きが，もちろん，それらの検査の目的を十分に説明して，迅速になされるべきである。もし，患者の状態が心気症のように思われるならば，その状態は器質的疾患であるかのように取り扱われるべきではない。特に，歯科医は，患者に薬を与えるとか，注射をするとか，歯科的処置をするとかは避ける。このような行為は，患者の心のなかに「私は本当に病気だ」という信念を固めさせてしまうし，症状の妥当性の証拠として患者に使われてしまい，「心理的な問題ではないだろうか」と疑っている家族の治療的な働きかけを無にしてしまう。

　検査のし過ぎ，薬の与え過ぎ，処置のし過ぎを通して，患者に二次的疾病利得を与えるべきではない。なぜなら，治療を受けているうちに，「ふぅむ。〇〇病かもしれませんね」という歯科医のつぶやきに感染されて，〇〇病だと思い込んでしまうからである。

　心気症患者を，不熱心に軽率に扱ってはいけない。心気症の患者は，その他のどのような患者よりも，否定的な示唆，ほのめかしをずっと敏感に受け入れやすい。そして，歯科医の声の調子のペシミスティックさや不熱心に強く反応する。かかわりあいを避ける方法として薬が処方されていたり，歯科的処置がなされていると感じる患者は，改善しないであろうし，そればかりか，患者が必要と感じる注目を得るために無意識の努力をして，もっと新しい切迫した症状を発展させるだろう。

　患者がしかけた罠に陥らないようにすることである。特に診断と予後に関して，「それで，私は，どれくらいで良くなると思われますか，先生」というような質問への準備をしておくことが必要である。「3ヵ月で治ります」という約束は，3ヵ月後に，患者が歯科医を攻撃するために使われることは避け難い。

　患者を治療してきた前の歯科医たちに対する批判を避けることが大事である。前の治療者たちを弁護しても役に立たない。患者と一緒になって攻撃しても治療に有意義とはならない。前の治療者たちとのトラブルが何であったのかを知ることは役に立つ。それは，今から，ここでの治療で起こることを予測す

る助けとなり，危機を乗り越えるヒントが得られるかもしれないからである。

E．歯科から精神科への紹介法

　「患者には精神科受診に抵抗があるようなので……」という各診療科の医師，歯科医の言葉のうち，どこまでが患者自身の抵抗であり，どこからが医師，歯科医の抵抗かはわからないが，精神科受診は他の科を受診するよりもずっと抵抗があるようである。そのために，患者の診察は要請しないで，口頭で相談だけに来る主治医もいる。また，「心療内科の先生として診察してもらえないか」と言う主治医もいる。しかし，これには問題がある。心療内科の先生のような顔をして診察しても，精神科医であることは患者にすぐに見破られてしまう。また，そのこと，つまり嘘をついたことがその後の精神科的な治療への妨げになり，それまでに築きあげてきた治療者―患者関係の崩壊にもつながりかねない。「悩みを聞いてくれるお医者さん」という説明も同様である。だから，精神科受診の依頼があったときには，われわれ精神科医は「患者さんは，私（精神科医）が診察することは知っていますよね？　精神科医の診察のことを伝えたとき，どのような反応でしたか？」と質問することにしている。

　患者の言動については，医療スタッフだけが困っていて，患者は困っていない場合には，患者にどのように精神科医を紹介したらよいのか，大きな悩みだろう。相談依頼のほとんどは，医療スタッフの善意から出たものである。たとえば，「口腔内違和感を訴えるが，元気がなく，うつ病ではないか」と心配している場合や，口腔内の訴えは多いが，検査をしても口腔内の器質的所見がなく，「精神的なものではないか」と医療スタッフが考えている場合である。そのような精神科診察の依頼の理由を正直に患者に言えない歯科医は多いかもしれない。しかし，精神科医が対象としている病気のうち，精神病はほんの一部であることを歯科医や歯科医療のスタッフは認識しているとよいだろう。患者に対して「あなたは元気がないように見えて，うつ病ではないかという心配をしています。一度，精神科医にみてもらおうと思います。何ともなくて，私の心配

し過ぎなら，私も安心できますからね」とか「いろいろ検査をしたのですが，検査では異常がみあたりません．精神的なことでも，このような症状が出ることもあります．もしかしたら，そのような病気ではないかどうか，一度，診てもらいましょうかね」といった誘い方はどうだろうか．精神科的な病気であると歯科医や歯科スタッフが確信している，といった印象を与えてはいけない．「もしかしたら」という不安を主治医が抱いていること，それが主治医の心配し過ぎかもしれないから専門家に相談したいと提案し，それは，あくまでも，歯科医や歯科スタッフの善意から出てきていることを患者に理解してもらうことが必要である．治療者―患者関係がよければ，このような提案は自然にできるだろう．

　せん妄や幻覚妄想状態，痴呆などの現実がよく理解できない患者の場合には，歯科医の善意も理解できないし，自分の問題言動についての認識も，そういった言動があったという事実さえも否定するかもしれない．このような場合，歯科医や歯科スタッフの不安を引き起こしている問題とは関係なくともよいから，患者が困っている別の問題をなにか見つけ出して，それを精神科医に紹介する理由として利用することである．たとえば，患者が興奮している場合，歯科医は「あなたは興奮しているから，精神科医に相談します」という紹介をすることはない．「昨夜は眠らずに困ったようですね．不眠のことは，私はあまり詳しくないので，専門の精神科の先生に紹介するので，よく診てもらって，今夜は眠れるようにしようね」，これがよいだろう．病識のない多くの患者でも，不眠や食欲がないことについての病識はある．これらの症状があれば，利用する．ただし，このような説明をしていることを診察する予定の精神科医に前もって話しておかなければならない．精神科医としては，真実ではないこれらの説明で患者とかかわりを始めるわけであるから，正直なところ，実際には気が重い．しかし，現実検討能力の悪い患者に対しては，このような口実から患者と話し始め，なんとか患者の問題言動のほうへと誘導して，診断に必要な情報を引き出すようにしている．

F. 精神科患者の治療法の概要

　精神科治療は，薬物療法と精神療法と社会療法の3本柱から成っている。精神科薬物療法は，現在のところ，標的症状に対する対症療法である。不安や抑うつ，幻覚，妄想などの精神症状を軽減することができる。こうして，症状を軽減し，患者の思考力を取り戻した後，適応力の向上や洞察を求める精神療法や，社会復帰のための社会療法を推し進めるのである。こうして，精神科治療は，生物―心理―社会的統合モデルを考えて，包括的治療を行っている。

文　献

1) American Psychiatric Association：DSM-IV精神疾患の分類と診断の手引き（高橋三郎，大野　裕，染矢俊幸，訳）．医学書院，1995
2) 西村良二：よくわかる医療系の心理学1．ナカニシヤ出版，京都，2001
3) 西村良二：よくわかる精神医学1　精神病編．ナカニシヤ出版，京都，1997
4) 西村良二：医療・看護・メンタルヘルスの心理学．ナカニシヤ出版，京都，1992

III. 心身医学と心療内科と生活習慣病

久保　千春

A．心身医学

　心身医学は学問としての体系が築かれたのは，1930年から40年代にかけて，米国における精神分析にその端を発する。

　心身医学の歴史と発展は，三つの時期に分けられる[1]。第1の時期は，不安神経症や転換ヒステリーなど，神経症における心身相関の研究とそれに基づく診療がなされた時期である。第2の時期は，消化性潰瘍，気管支喘息，筋収縮性頭痛など，その発症や経過に心理社会的因子が密接に関連している身体疾患，いわゆる心身症が研究や診療の中心となった時期である。そして現代の第3の時期である心身医学が本来目指す理念から，心身医学の対象は神経症や心身症といった狭い領域に限定されるべきでないという見解が強くなっている。臨床各科の疾患患者一般について，心身両面から総合的，統合的に病態を理解し，全人的医療を行う方向に展開しつつある。

　すなわち，心身医学は神経症学から出発し，心身症学を経て，全人的医学の核へと発展しつつある。

　現在における心身症の定義は，「身体疾患のなかで，その発症や経過に心理社会的因子が密接に関与し，器質的ないし機能的障害が認められる病態をいう。

ただし神経症やうつ病など，他の精神障害に伴う身体症状は除外する」（日本心身医学会，1991）となっている[2]。心身症は独立した疾患単位ではなく，各診療科や各器官における疾患のなかで上記の条件にあてはまるものである。すなわち心身症は，疾患名ではなく病態名である。

B．日本における心療内科の歴史

昭和 36（1961）年九州大学医学部に精神身体医学研究施設が設置され，昭和 38（1963）年精神身体医学講座となり，附属病院に心療内科が開設された。これが日本における心療内科の始まりである。以来 33 年ぶりに，平成 8 年（1996）3 月，医道審議会において心療内科の標榜科名が認められ，9 月より施行された。これで心療内科の制度上の基盤ができた。また，市中の病院でも心療内科の看板を掲げることができるようになった。一方，心療内科，心身医療科の診療科をもつ大学は七つと少ない状態である。ドイツにおいては，医学部をもつすべての大学で心身医療を行っている[3]。わが国においても心療内科をもつ大学が増えることが望まれる。

C．心療内科の対象疾患

心療内科の対象疾患としては表1のようなものがあげられる。このなかで過換気症候群，過敏性腸症候群などの機能性疾患，消化性潰瘍，気管支喘息，緊張性頭痛，神経性食欲不振症などの心身相関のはっきりした身体疾患が主な対象疾患である。さらに歯科領域の心身症としては，顎関節症，開口障害，口腔乾燥症，三叉神経痛，舌痛症，舌咽神経痛，ある種の口内炎（アフタ性など）などがあげられる。日常診療においては，精神科と境界領域である身体症状を呈する不安障害，うつ病，転換性障害も多い。その他に膠原病，パーキンソン

表 1　対象疾患

1. 機能性疾患
   自律神経失調症，過換気症候群，過敏性腸症候群
2. 心身相関のはっきりした身体疾患
   消化性潰瘍，気管支喘息，緊張型頭痛，神経性食欲不振症，神経性過食症
3. 身体症状を呈する精神疾患
   不安障害，軽症うつ病，転換性障害
4. 身体疾患に伴う精神症状
   心筋梗塞，膠原病，パーキンソン病，脳梗塞，ターミナルケア，ICU症候群

病などの身体疾患に伴う精神症状に対しても治療を行っている。

D．心身相関の考え方

　心身相関の把握とは，直接の症状の誘発因子，症状が起こった後の将来の経済的不安や病気の予後の不安などの持続増悪因子および過剰適応や精神発達課題の遅れなどの準備因子の3点について的確な判断ができることが重要である。

　病気の種類，病気の時期によって病気の心身の比重は異なる。先天性の疾患であれば身体的比重が大きく，一方，神経症（不安障害）などの場合は，心理的比重が大きい。消化性潰瘍や気管支喘息などの典型的な心身症は，この中間に属する。また，気管支喘息でも急性期の発作時では身体症状の治療が中心になり，非発作時では心理的因子への治療が加わってくる。このように，病気の種類や時期に応じた病態の見方の座標軸をもって診療にあたることが大事であると思われる。

E．心身相関のメカニズム[4]

　心身相関については20世紀前後からフロイトの精神分析，パブロフの条件反射，キャノンの緊急反応，セリエのストレス学説などの有名な臨床的，基礎的研究がなされている。これらの研究は現在，脳生理学や精神生理学などの進歩によって科学的にそのメカニズムが解明されつつある。特に脳を中心とする神経系と内分泌系，免疫系の間に密接な相互作用があり，それらはお互いに共通の伝達物質やレセプターを介して，相方向性に影響を及ぼしていることが明らかになってきている。ところで心身相関に関する心理的因子とは，さまざまなストレスによって生じた不安，抑うつ，怒り，悲しみ，恐怖，喜びなどの精神状態のことであり，これらは生理的反応に大きな影響を及ぼす。生理的反応としては，消化器系，循環器系，呼吸器系などの各臓器の反応や神経・内分泌・免疫系のホメオスターシス系の変化がある。それらの結果，心身症を生じる。以下，心身症を引き起こすメカニズムを中心に述べる。

F．心理的メカニズム

1．条件づけによる身体反応

　不安，緊張，恐怖，悲しみなどを伴う状態で，たまたまある身体症状が同時に何回か起こると一種の心理・生理学的な条件づけが形成されて，そのような状態になるといつでもその身体症状が起こることがある。例えば過敏性腸症候群の患者がたまたまバスに乗っていて便意と腹痛を覚え，このような体験が2，3回続くとそれからはバスに乗るだけでいつも腹痛が起こるようになる。このようなメカニズムで動悸，頭痛，過呼吸発作，喘息発作，頻尿，乗り物酔いなどの身体症状が起こる。

2．不安，緊張，抑うつによる身体反応

　不安や緊張状態では動悸，ふるえ，冷や汗などの症状がよくみられ，抑うつ状態の身体症状としては不眠，頭重，倦怠感，食欲不振，性欲減退，便秘などがある。

3．暗示による身体反応

　暗示とは他人から与えられた言葉や刺激を理性を働かせないでそのまま受け入れることによって，さまざまな信念・感情・行動などが生じる現象である。人は誰でも暗示には多かれ少なかれ反応するものであるが，暗示を受けやすい人があり，また不安や疲労の状態では暗示に反応しやすくなる。この暗示が症状の発現や経過に重大な影響を持っていることがある。

4．心身交互作用

　体のちょっとした症状に意識を集中したりとらわれたりすると，その症状がますます気になり，気にしていると身体症状も強くなり，そのためにさらに注意をひかれるという悪循環におちいる。これを心身交互作用というが，これが心身相関の症状の発症や経過に重要な役割を果たすことがある。たとえば慢性胃炎で胃のことばかり気にしていると，胃のちょっとした症状でも強く感じるようになり，また症状を恐れて食べないでいるとかえって胃の具合が悪くなるので，さらにその症状に注意が向いて心身ともに悪化していくといったようになる。

5．身体の病気の神経症化

　もともとは身体的・器質的な病気として始まったものでも，その経過中に心理・生理的な反応が加わって，もとの病変とは不釣り合いにひどい自覚症状を示したり，器質的病変の治りが遅れたり，さまざまなほかの身体症状が加わっ

たりすることがある。これは心理的加重とも呼ばれる。自虐的な傾向が強い人では，身体的な病苦を通して無意識のうちに自分を痛めつけようとして病状が長びくこともある。

G．生理的メカニズム

心身相関の生理的メカニズムについて，ストレスと神経・内分泌・免疫系の関連から示す（図1）。

1．中枢神経系

知情意など人間としての高度な働きをする大脳皮質（新皮質）に対し，主に

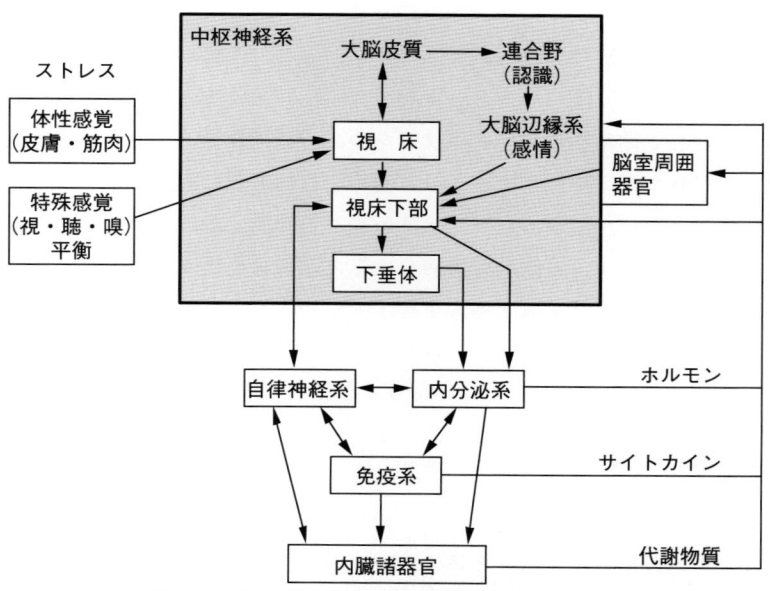

図1　ストレスと神経・内分泌・免疫系の相関

本能の働きをつかさどっているのが大脳辺縁系（古皮質）である。大脳辺縁系は食欲・性欲の本能をコントロールしているが，同時に情動（怒り・快楽など）や自律神経の高位の中枢でもある。このように心臓や胃腸など内臓の働きを調節するところが情動を体験する場と同じであるということは，心と身体の結びつきの生理学的な根拠となる。さらに大脳辺縁系の一部である海馬は記憶内容の保持に関与している。強烈な忘れ難い記憶が心身症を起こすことがある。大脳辺縁系以外で心身相関に関係のある中枢神経が視床下部と脳幹である。視床下部には食欲の中枢（摂食中枢・満腹中枢），自律神経の直接の中枢があり同時に内分泌系においても下垂体を支配する重要な役割を果たしている。一方，脳幹の網様体には意識の中枢があり，全身の感覚器官から送られてくる刺激によってその活動が駆動されるが，反対に意志や心構えによって意識をはっきりさせたり眠気を払うことができるので，脳幹網様体と大脳皮質の間には相方向性の経路があることがわかる。

2．自律神経系

　自律神経には交感神経系と副交感神経系があり，内臓の働きをほとんどの場合，拮抗的に二重支配している。一般に交感神経系は体内に貯蔵されたエネルギーを動員して体が活動しやすい状態をつくるのに対して，副交感神経系は消耗されたエネルギーを補充するように働く。自律神経は心臓を動かすとか消化するなど，一見われわれの意志とは関係なく自律的に働いているが，緊張時には心拍が速くなるように情動の影響を受けて過敏に反応することがある。このことは自律神経の高位中枢が視床下部・大脳辺縁系さらには新皮質にもありこれらの支配を受けていることからもうなずける。

3．内分泌系

　心と体を結ぶもう一つのルートが内分泌系である。下垂体は甲状腺・副腎・性腺などの内分泌腺を刺激するホルモンを分泌してこれらを調節するので，いわば内分泌系の指揮者のような役割を演じている。脳神経系の内分泌系への働

きかけは視床下部―下垂体系によって行われているが，視床下部はさらに上位の大脳辺縁系からの支配を受けている。この神経と内分泌系を結ぶしくみには，神経伝達物質といわれるドーパミン，ノルアドレナリン，セロトニンなどの脳内アミンが関係している。情動が内分泌系に大きな影響を与えるのはこれらのしくみによる。

4．神経・内分泌系による免疫機能の調節

（1）大脳辺縁系―視床下部―下垂体―副腎系と免疫系

　心理的なストレスが中枢神経系を介して内分泌系を動かし，副腎皮質ホルモンの分泌を促進し，それが免疫系の機能を抑制することはよく知られている。副腎皮質ホルモンのうちでも免疫抑制作用，抗炎症作用，抗腫瘍作用などの免疫能に影響するものではグルココルチコイドがある。ストレスにより視床下部の室傍核にある corticotropin releasing hormone（CRH）ニューロンが活性化され，分泌された CRH により下垂体から副腎皮質刺激ホルモン（ACTH）の放出が促され，血中の ACTH より副腎皮質からグルココルチコイドが分泌される。一方，大脳辺縁系に位置する記憶の主座である海馬は CRH ニューロンに対し抑制性の作用を及ぼす。この CRH ニューロンは弓状核の proopiomelanocortin（POMC）ニューロンに線維を送っており，それから β-Endorphin や α-Melanocyte Stimulating Hormone（α-MSH），および ACTH を分泌させ，種々の免疫修飾作用を及ぼす。β-Endorphin は室傍核からの CRH 分泌に負のフィードバックをかけ，また ACTH も同様に CRH 分泌，ACTH 分泌に負のフィードバックをかける。一般に急性のストレスの場合，増加したグルココルチコイドは，海馬の受容体に結合し，ニューロンを活性化させ，室傍核を介して CRH の分泌を抑制するという負のフィードバック機構の調節を行っている。しかし，慢性的ストレス状態では，高グルココルチコイド血症により海馬の受容体はダウンレギュレートされ，負のフィードバック機能は低下し，高グルココルチコイド血症は維持される。その結果，免疫能の持続的抑制による種々の生体内の変化がもたらされる。また，CRH は交感神経系の反応を引き起こし免疫系に影響を与えている。

（2）自律神経系と免疫系

　免疫系の各組織（胸腺，骨髄，脾臓，リンパ節）は交感神経および副交感神経の支配を受けている。その組織形態像から自律神経は血管を介し，リンパ組織の微小循環を調節するばかりでなく，リンパ球にも直接作用している可能性が指摘されている。実際，リンパ球の膜表面にはコリン作動性レセプター，α，β-アドレナリンレセプターが存在する。自律神経末端からはアセチルコリンやノルアドレナリン以外にもソマトスタチンや神経作動性腸管ポリペプチド（VIP），Calcitonin gene-related peptide（CGRP），ニューロペプチドY（NPY），さらにはオピオイドなどの神経ペプチドが分泌され，リンパ組織の免疫担当細胞に作用している。また，リンパ球のみでなく，種々の免疫担当細胞には各種のホルモンや神経伝達物質に対するレセプターがあり，免疫能が修飾されることや，免疫系主役の一つであるリンパ球が種々の神経ペプチドを産生することが明らかになってきている。このようにホルモンやペプチドが内分泌系のホルモンとして作用するだけでなく免疫系内の調節物質，伝達物質としての役割を担っている。

　一方，自律神経系の免疫能に対する影響は，視床下部のCRHの分泌にも影響すると考えられている。脳幹の交感神経の核である孤束核（nucleus of the solitary tract）は室傍核の内側のCRH細胞に富んだ部位にノルアドレナリン系の神経線維を送り，青斑核（locus coeruleus）は甲状腺刺激ホルモン放出ホルモン（TRH）やソマトスタンチン，ドーパミン含有細胞に富む室周囲核（periventricular nucleus）や大脳皮質，海馬に同様の線維を送っている。両神経核ともに，内臓神経刺激（例えば出血）や体感覚神経刺激（例えば痛み）とネットワークを形成しながら，上記の室傍核からのCRH分泌を刺激し，前述した一連の反応を引き起こす。

5．免疫系による生体反応

　リンパ球やマクロファージなどの免疫担当細胞から産生されるサイトカインは，サイトカイン同士の複雑なネットワークを形作り，さらには，神経内分泌系の調節因子としてそれぞれ種々の作用を有している。そのなかで心身症の発

症に関連する発熱，食欲抑制，睡眠の分子機構について述べる。

(1) 発　熱

　感染，炎症，外傷などに際し内因性の発熱物質が産生され，発熱が生ずるが，それは脳内視床下部の視索前野にある体温調節中枢のセットポイントが高めに設定され，生体内の熱放散反応の抑制と熱産生反応の増強とを起こしたことによる。この内因性発熱物質として，種々のサイトカイン (Interleukin-1 β (IL-1 β), IL-1 α, Tumor Necrosis Factor-α (TNF-α), Interferon-β (IFN-β), IFN-γ, IL-2, IL-6) が見い出されている。これらの物質が末梢組織より血中に放出され，視床下部の終板器官 (Organum Vasculosum Laminae Terminalis：OVLT) といった血液脳関門の欠如した脳室周囲器官に作用し，プロスタグランディンE2 (PGE2) 産生を介して，体温調節中枢にシグナルを送る。また，脳内に存在するサイトカインも体温中枢に影響を及ぼすことが最近明らかになってきている。これらの結果，自律神経系，内分泌系，それに，行動の変化を通して体温上昇がもたらされ，細菌，ウイルスの増殖および腫瘍の成長の抑制といった生体にとり有害な因子の抑制，T細胞の増殖およびマクロファージによる殺菌能の亢進といった生体防衛機能に有利な環境が作り出される。また，心理的因子によって発熱も生じる。

(2) 食　欲

　サイトカインが脳および末梢臓器に対して直接的，間接的に作用した結果，食欲抑制が起きる。食欲を抑制するものとして，IL-1，TNF-α，IL-2，IL-6，tuftsin，PAF (platelet activating factor)，INF-α などが報告されている。これらのサイトカインが，

　　①視床下部摂食調節機構（満腹中枢，空腹中枢）への作用
　　②体温上昇による二次的作用による摂食抑制
　　③胃運動および胃酸分泌抑制
　　④脂質代謝への効果（トリグリセリドの分解抑制，脂肪分解の増加，脂肪酸合成の低下）
　　⑤インスリンとグルカゴン放出増加

などといったサイトカインが誘発した消化器系，代謝系および内分泌系への作用を通して間接的に摂食調節機構に抑制的に作用する。感染や炎症などによりもたらされる軽度の摂食抑制は，軽度の低栄養が免疫系を亢進させているように，生存率を高める生体の適応的反応であることを示唆している。

（3）睡　眠

一般に感染に罹患すると発熱とともに，眠気が亢進する場合が少なくない。よく眠ることで身体が休息し，自然の治癒効果を高めるといった，身体にとり合目的的な作用とも考えられる。ところで，細菌の細胞壁を形成するペプチドグリカンの構成要素であるムラミールペプチド（MP）や細菌毒であるエンドトキシン—lipopolysaccharide（LPS）が引き金となり，IFN-α，IL-1，TNF-αなどのサイトカインが放出され，T細胞に作用して免疫反応を活性化させ，一方，脳に作用してノンレム睡眠を引き起こす。また，ウイルス感染でも，睡眠は誘発される。

また，数多くのサイトカインが脳内でも産生されている。例えば，LPSの静脈内投与により，2～5時間後，脳内IL-1 mRNAの増加が認められ，また，IL-1βやTNF-αを神経伝達物質とする脳内神経細胞の存在が明らかになってきている。

6．免疫の条件づけ

Aderらはラットを用いてサッカリン溶液を注入したのち，免疫抑制剤のサイクロフォスファマイドを注射することによって味覚の条件づけに成功している。条件づけ後に，サッカリン水を飲んだラットでは，抗体産生の低下が見られた。同じようにNK細胞活性とにおいの条件づけについても報告されている。条件刺激として樟脳のにおいを用い，無条件刺激としてNK細胞活性を高める作用のあるPoly I：Cを用いて，においのみで，NK細胞活性の上昇が条件づけられることがマウスを用いた実験で報告されている。また，アレルギー反応についても光や音で条件づけられることが報告されている。

このように味覚や嗅覚で条件づけできることは大脳の高次機能が何らかのか

たちで免疫機能を調節している可能性がある。しかし，無条件刺激で誘発された免疫反応と条件刺激が，中枢のいかなる場所で，またどのような機序で学習され，記憶として保持されるのか，という中枢機構については，現在のところ，まったく解っていない。ただし，記憶や学習のような高次機能に，生体内からの情報が視床下部を介して影響を与えているといわれている。また，条件づけ学習が副腎摘出や迷走神経切断により障害されること，ストレスで増加する副腎皮質ホルモンが海馬におけるニューロン活動を障害し，学習障害の一因となっているなどの報告がある。

こうした学習記憶課程に，大脳皮質の発達する幼少時期の生育環境が大きく影響を与えるであろうことはいうまでもない。リーサス・モンキーの幼少期に母子分離を行い情動ストレスを加えると，成長後まで続く脳の形態異常が起こり，種々の異常行動が起きるとされ同様に免疫機能にも障害が認められている。

H. 生活習慣病[5]

生活習慣病とは，食習慣，運動習慣，休養，喫煙，飲酒などの生活習慣が，その発症・進行に関与する疾患群である。生活習慣病の概念は平成8年12月の公衆衛生審議会意見具申として導入された。具体的な病気としては，食習慣が関係するものとして，糖尿病，肥満，高脂血症，高尿酸血症，循環器病，大腸がん，歯周病があり，運動習慣が関係するものとして，糖尿病，肥満，高脂血症，高血圧症など，喫煙が関係するものとして，肺扁平上皮がん，循環器病，慢性気管支炎，肺気腫，歯周病など，飲酒が関係するものとして，アルコール性肝疾患などがあげられる。これらの病気はまた現代社会の増加するさまざまなストレスも関与している。

図2に生活習慣病とストレスとの関係について示す。ストレスに対する反応の程度はストレスの種類，強さ，持続時間と受けとめる側の心理的，身体的要因の相互関係によって異なる。生体がストレスを受けた結果，心理的・身体的反応が起こり，またストレスが長期間持続すると食事，睡眠，運動などの日常

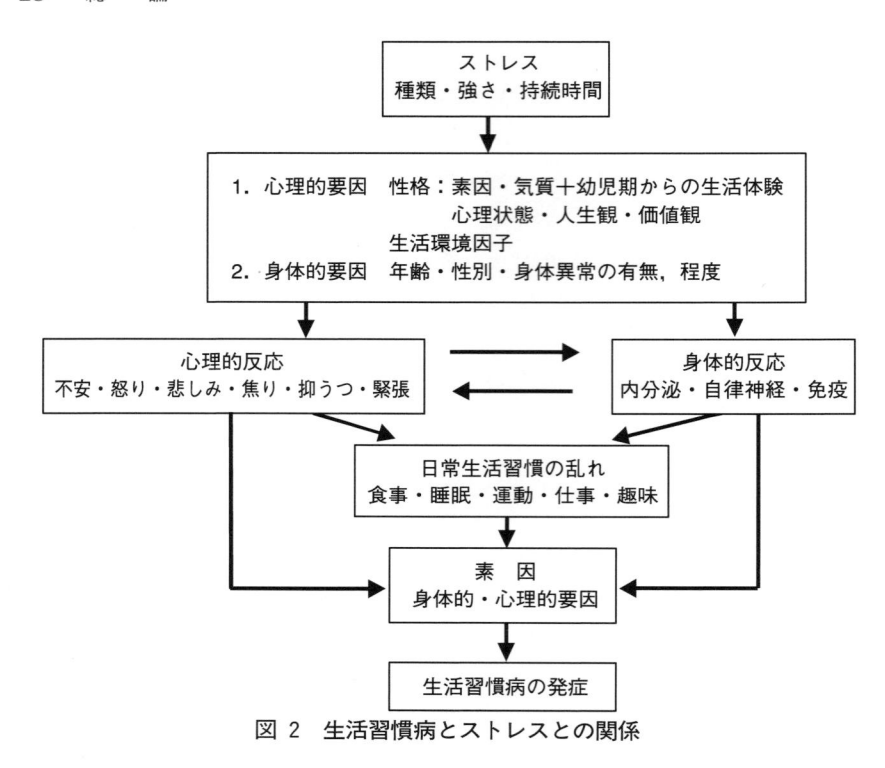

```
                    ストレス
                  種類・強さ・持続時間
                         ↓
       1. 心理的要因  性格：素因・気質＋幼児期からの生活体験
                           心理状態・人生観・価値観
                      生活環境因子
       2. 身体的要因  年齢・性別・身体異常の有無，程度
                         ↓
       心理的反応         →         身体的反応
    不安・怒り・悲しみ・焦り・抑うつ・緊張  ←  内分泌・自律神経・免疫
                         ↓
                  日常生活習慣の乱れ
                食事・睡眠・運動・仕事・趣味
                         ↓
                    素　因
                  身体的・心理的要因
                         ↓
                  生活習慣病の発症
```

図 2　生活習慣病とストレスとの関係

生活行動の乱れが生じる。これらの結果，その個人の素因と関連していろいろな生活習慣病が発症すると思われる。

I．生活習慣病治療における心身医学的アプローチ

　ストレスは生活習慣病と大きく関連している。現代のストレス社会を反映して生活習慣病は増加している。そこで，心身両面からの治療がますます重要になってきている。また，生活習慣病にならないためのストレス対策が大切になる。

生活習慣病の治療の基本は，体と心の両面から病態を把握して，治療目標と治療方針を決定し，心身両面から治療を行う。まず，病気に応じた適切な身体治療を行う，次に，不安，緊張，イライラ，抑うつ，不眠などの症状がある場合は，抗不安薬，抗うつ薬，睡眠薬などを用いる。これらの薬は，あくまでも一時的，補助的手段であり，このような心理反応を生じさせている原因を探り，その対策のための食事，睡眠，運動などの生活指導や心理療法が重要である。心理療法には，面接（カウンセリング），家族や職場などの環境調整，自律訓練法，行動療法などがある。

J．心身医学療法

　心身医学的療法の基本を**表**2に示す。
　良好な医師患者関係を基にまず身体療法を行う。不安，うつ，不眠を伴っている場合は，症状に応じて薬物を用いる。
　そして睡眠，食事，運動などの生活指導も行う。これらの治療に加え，心理療法を行う。面接が主体であるが，患者の年齢や病態に応じて治療技法を選択する。また，体の方から働きかける身心療法としての東洋医学的療法も併用さ

表 2　心身医学的療法

1．良好な医師患者関係の確立
2．心身医学的療法の種類
　1）臨床各科の身体療法
　2）向精神薬
　　　（抗不安薬，抗うつ薬，睡眠薬）
　　　自律神経調整薬，漢方薬
　3）生活指導
　4）心理療法
　　　面接，自律訓練法，行動療法，
　　　交流分析，家族療法など
　5）東洋的療法
　　　絶食療法，森田療法など

れることがある。

　心理療法には，さまざまな治療法がある。精神分析的治療法，行動療法，体験的療法や，また治療形態により，個人療法，家族療法，集団療法などに分けられる。最近では，ブリーフセラピーや東洋医学的治療法も盛んになっている。心身の病態に応じたより効果的な治療法が確立されることが重要である。ところで，体から心に働きかける東洋医学的な治療が欧米においても見直されているが，治未病，心身一如などの東洋医学的考え方は，心身医学と相通ずるものである。現代の進歩した科学技術でこれらの効果の機序について明らかにする必要がある。

文　献

1) 中川哲也：心身医学の歴史と現状．心身医学標準テキスト　第2版（久保千春，編）．医学書院，東京，2-12，2002
2) 日本心身医学会教育研修委員会：心身医学の新しい診療指針．心身医学 31：537-538，1991
3) Schepank H：ドイツにおける心理療法的健康管理．心身医 32：517-525，1992
4) 久保千春：心身症の病態．医学と薬学 49：548-553，2003
5) 久保千春：生活習慣病の予防・治療に役立つ心身医学．ライフ・サイエンス，東京，2001

IV. 向精神薬

小川　暢也

　歯口腔・顎領域の診療において，向精神薬が適用されることは，決して多いとはいえない。この領域の治療法としては，外科的手技・手法が主要であり，薬物療法はむしろ補助的と考えられる。また，薬物療法にしても，鎮痛薬，消炎薬，抗菌薬などの適用頻度が高い。向精神薬が，主要治療薬として適用される症例数は少ないであろう。
　一方，全身性疾患や，他科領域の疾患で，向精神薬を適用されている患者が，同時平行的に歯科・口腔顎領域（以下，本領域）の治療を受ける症例は決して少なくないであろう。
　最近，不安や抑うつをはじめ，統合失調症，PTSD など精神障害が，社会的要因に加速され，心理・社会的要因（psychosocial factor）としての障害が増加したといわれる。このことは，心身医療，全人的医療（holistic medicine）に対する関心が深まってきている。このような風潮は，不安や抑うつに基づく病態に対する意識の高まりと社会的認知と許容の拡大，"神経症"という語がほとんど死語に近くなり"心身症"，"不安"，"抑うつ"の語が一つの症候群ないしは病名として受け入れられるようになった。このような情勢をみれば，向精神薬の適用対象は従来神経症の頻度は人口の十数パーセントであり，治療を要する患者は数パーセントもあるといわれていた頃よりも，頻度は高いことが推量される。さらに"抑うつ"や"PTSD"が加わっている現状を考えれば，主要薬，併用薬の別はあるとしても，向精神薬，特に抗不安薬や，抗うつ薬を適用されている患者は相当数に達すると考えられる。この傾向は，慢性機能的障害にお

ける心理学的要因の関与が重視されるとともに癌などの器質的疾患の発現や経過に対しても同様の考え方の必要性が認められ，また強調されるようになっている．

さらに，歯科・口腔外科の治療の場において惹起される"急性"の不安・緊張の過度の高まりがある．この場面において，ある程度の不安が生じるのは，当然のことともいえるが，患者のパーソナリティや，過去の経験なども関与し，その程度が高度であり，時にパニック状態を誘発する症例も少なくない．この場合にも抗不安薬の事前（術前）適用が考えられる．

以上の事柄を考えると，本領域における向精神薬の適用について配慮する必要は，次の三つに大別される．

第一は，疾患そのものが，精神医学や心身医学領域に属し，治療の主要な役割を与えられる場合．

第二は，他科領域の疾患で，その患者の心理学的要因に対して，抗不安薬や抗うつ薬などが与えられている場合で，歯科・口腔外科的診療・処置を受ける場合．

第三は，本診療・処置を受ける場面での不安・緊張の度合が病的と考えられる場合．

第一と，第三の場合に，向精神薬の単独療法の適用される症例については，その薬物の薬理作用や薬物動態に関する知識を基本として，臨床応用を考える．この場合でも，本領域の診療時に使用頻度の高い鎮痛薬や，抗生薬との薬物相互作用（drug-drug interaction）についての配慮が必要となる．さらに，薬物―食品（drug-nutrient）相互作用についての知識も基本的なものである．

第二の他疾患に対する薬物治療中の患者で抗不安薬・抗うつ薬，また鎮痛薬，抗生薬などを併用する場合には，薬理作用だけではなく，薬物動態（pharmacokinetics）に関する広範囲の資料を検討して，薬物相互作用の具体的な動態を知り，薬物治療設計を行い，その有効性を高め，あるいは損うことなく，さらに有害反応発現の可能性を考慮したうえで，安全性の確保に努める．このことは，臨床薬理学，臨床薬学・臨床治療学の知識と実際とを日頃から身につけることが肝要である．最近，多薬併用（polypharmacy）の時代にあることを考えても，この点に対する配慮は重要である．

最近の薬物濃度測定法の急速な進歩とも相まって，薬力学（pharmacodynamics；PD）のみならず，薬物動態（pharmacokinetics；PK）の両面を検討しPD/PKについて薬物適用設計をして薬物療法をより合理化する方向に進んでいる。

これらの資料も，
① 対象が，動物から人を対象とするhuman pharmacologyへ
② 正常から異常（病態）へ
③ 薬物の要因だけでなく，生体側の要因，さらに環境要因を加える
④ 評価法も，目的とする作用だけでなく，できるだけ広範囲の作用を評価する

など多岐にわたっている。

向精神薬の薬理作用を理解するにあたり，薬物自身の要因（drug variables）のみならず非薬物要因（non-drug variables）の両者を考える[1]。後者は，
① 生物学的要因（organismic variables）
② 環境要因（environment variables）
③ 行動（作業）要因（task variables）

に区分される。

薬物要因の説明は省き，非薬物要因について，項目を列記する。

1．生物学的要因

年齢，性，体重，生体リズム，パーソナリティ，生理学的状態，遺伝。

2．環境要因

物理的条件，期待。

3．行動（作業）要因

向精神薬の作用を検討する際に動物行動や，人の作業を指標とする。

これらのうち，年齢としては，若年者，高齢者についての資料も必須となる。

本稿では，生体リズムと，期待（expectation）としてのプラシーボ反応を，特にとりあげて後述する。

薬物の非特異的反応を先に記したが，実際には特異的作用の理解が優先することはいうまでもなく，また詳細は成書に譲る。項目を列記する。
　①用量―反応曲線（drug-response curve）
　②慢性投与（repeated administration of the same drug）
　③投与法（method of administration）
　④用量（dosage regimen）
　⑤薬物相互作用，薬物―食品相互作用（drug-drug, drug-nutrient interaction）

A．向精神薬の分類

1950年頃より登場した向精神薬は，精神病（psychotics），うつ病（depressions），神経症（neurosis），心身症（psychosomatics）など，いわゆる精神医学領域の治療法を基本的に変えると同時に，疾病概念や分類法，命名法まで大幅の変更まで招来するに至っている。現在の生物学的精神医学（biological psychiatry）の誕生と発展がこれである。

向精神薬が出現した半世紀前より，その名称に変遷はあるが，大きく四つに分類されてきた。
　①抗精神病薬（antipsychotics）
　②抗不安薬（anxiolytics, antianxietydrugs）
　③抗うつ薬（antidepressants）
　④幻覚薬（hallucinogens）
このなかで，①②③が治療薬として用いられる。

抗精神病薬は，主として精神分裂症（schizophrenia，近年，日本精神神経学会により，統合失調症と病名変更）の治療に用いられる。向精神薬の初期のフェノチアジン系薬物であるクロールプロマジンはこの精神病治療薬に属する。本領域での適用は少ない。

抗不安薬のもっとも普及したベンゾジアゼピン系薬物の代表は，ジアゼパム

であり，神経症や心身症など不安と関連する疾患・症状に適用される。

　抗うつ薬は，最初の頃は MAO 阻害薬や，イミプラミンなどの三環系抗うつ薬が用いられたが，最近セロトニン系の SSRI や SNRI などが導入されて適用の範囲が広くなっている。

　本領域においては，第一に抗不安薬，次いで抗うつ薬の適用が多く，抗精神病薬の適用は限られている。しかし，これは主要薬あるいはこれに準ずるものとして使用される場合であり，全身性あるいは他領域の疾患を有する患者が，本領域の治療を受ける場合は別である。この際には，他疾患に用いられている薬物との相互作用（drug-drug interaction）が問題となる。また同時に抗不安薬，抗うつ薬を必要としている病態に対する配慮により，心身医療的治療を可能とするであろう。

　上記のように，向精神薬の導入により，精神医学領域の疾病概念や，病名，分類法にまで大きな影響が及んでいる。その実態は，国際疾病分類（International Classification of Diseases；ICD）の第 10 版[2]や，米国精神医学協会の DSM IV[3]に至る分類や命名の大きな変化が如実に示している。

B．向精神薬の適応となる疾患

　向精神薬が主役（first choise）となるような本領域での病態として，Müller-Fahlbush は次の症状，症候，ないし疾患名をあげている[4]。

　　①Prothesen-somatopathie（義歯不適応症）
　　②Atypische faziale Neuralgie（非定型顔面神経痛）
　　③Costen Syndrom（コステン症候群）
　　④Glossodynie（舌痛症）
　　⑤Xerostomie（口腔乾燥症）
　　⑥Abnomer Geschmack（異味症）
　　⑦Idiopathische Periodontalgie（特発性歯周痛）
　　⑧Globus-gefühl（球状感）

そして，これらの精神病理的基本は，うつ病，神経症，統合失調症などである場合としている。

それぞれの病態像に応じて向精神薬のいずれかあるいは併用として適用されている，あるいは適用されることになる（抗精神病薬，抗うつ薬，抗不安薬）。

C．プラシーボ効果（反応）[5]

向精神薬を考える時に，忘れてならない特性の一つにプラシーボ効果 (placebo effect) がある。前述のように non-drug factors のなかで，生物学的要因として時間薬理学，心理学的要因としてのプラシーボ効果をとりあげた理由は以下の説明で理解されるであろう。

プラシーボ効果とは，治療の場において，種々の治療行為が本来特異的作用以外に非特異的な効果（反応）を発現することをいう。特に薬物適用に限らず，外科的処置も含む。

これは，placebo が，ラテン語の placere（I shall please, 喜びを与える）から由来することからも理解できる。近年，薬効評価において二重盲検比較などにおいて，対照として薬理学的に特異作用のない物質で擬似薬を作製しこれをプラシーボと呼ぶので[1]，このことが倫理的観点よりの批難の対象ともなり，悪物扱いになった点もあるが本来は上述のような意味である。

このプラシーボ反応は，多くの疾患や症状に認められ，特に心理学的障害や，疼痛などに高頻度に出現することが報告されている。平均的には 30 数％との報告もある。

このプラシーボ効果には，有益な面だけではなく，むしろ有害作用として現れることもあることに注意する必要がある。陽性反応（positive response）と陰性反応（negative response）と区別する。陰性反応の頻度は小さく，陽性反応の 10％〜数％といわれる。また，別の立場から negative placebo effect を nocebo effect と呼ばれることもある。

プラシーボ反応出現のメカニズムに関しては，種々の異った説明がなされてい

るが，それぞれの観察対象や方法が一定していないために普遍的な結論は出されていない。パーソナリティや，被暗示性，暗示などで解釈されたりしているが，いわゆる constant responder が少ないこともあり，証明されたとはいえない。

多くの研究のなかで，placebo response を含めた non-drug factors について解説した Rickels K の抗不安薬に関する研究の説明が，臨床的な立場から有益であると思われるので，簡単に招介する[6]。

抗不安の効果に positive の影響を与えると思われる条件は次のようなものである。

1．医師の態度

・主治医は，温かい心情で好意をもっている。
・患者に接することが楽しい。
・予後良好と考えている。
・薬物療法に積極的姿勢をもっている。

2．患者のパーソナリティ特性

普通より高い言語知能，高いコンプライアンス，治療目標がより現実的，強い自我力，言語敵意が低く，獲得欲求も低い。

以上が一般的事項であるが，特に抗不安薬治療を主とする"不安"患者については，精神病理の特性として，身体化表現（somatization）が優位で，行動表現障害や対人関係の過敏性の程度が低い，不安度が高く，抑うつ度が低い。

3．社会環境条件

・教育程度が高く，職業の地位，社会的経済的階級も高い方に属する。
・結婚生活の安定度が高い。

4．治療に対する意欲

身体的というよりも，情動的問題であることを認識し，しかも，（心理療法に比べて）薬物療法への期待度（expectancy）が高い。

5．既往治療情況

　向精神薬での治療歴がないかあるいは少なく，もしあったとすれば，その治療薬によく反応したこと。これは実際的でしかも有用な提言である。

　ここで，問題となるのは，プラシーボ効果と一般に呼ばれているのは，プラシーボ投与群の効果の数値である。プラシーボを対照として実施される比較試験においては，治験薬群にもプラシーボ効果が加わることは当然である。もう一つ見落してならないのは，自然経過による見掛け上の効果である。これは，治験薬群，プラシーボ群の両方に加わる。したがって，

- 治験薬群の有効率＝特異的作用＋プラシーボ効果＋自然経過による有効薬（消失～軽減率）
- プラシーボ群の有効率＝プラシーボ効果＋自然経過による有効率

ということになる。

　例えば，抜歯後発現すると考えられる疼痛に対する鎮痛薬の予防投与試験において，プラシーボ投与群の有効率が高く，時に60～80％に及ぶこともあるために，通常の対象数では治験薬投与群の有効率との間に有意差を見い出すことが困難であるために，教育例あるいはそれ以上の対象数が設定される場合もある。これは，自然経過による有効率に対する配慮が十分でないことによると考えられる。それに対する対処法の一つとしては，投薬の必要性を厳密に判断して，適格な対象を選択することである。このことは，薬物療法の基本的原則である，①適格な対象に，②適格な薬物を，③適格な用法・用量で，④適格なタイミングで応用することにより有効性を高め，副作用を経減しその有用性を高めることになる。

D．時間治療法（chronotherapeutics）[7,8]

　薬物作用の非薬物要因のなかで，最近関心が高まり，研究ならびに治療の実際に応用され，その有用性が認められているのが時間治療学である。

生体現象には種々のリズムが認められ，薬物の効果，および体内動態にも投薬時刻により差異が認められる。一口にリズムといっても，その周期には，年単位により秒あるいはそれ以下の短いものも存在するが，治療上重要なのは概日リズム（circadian rhythm）である。この研究分野は時間薬理学（chronopharmacology）と呼ばれる。これは，時間生物学（chronobiology）を基礎としているが，これらの医学領域への導入は，20世紀後半である。近年疾患の成因，経過，治療の研究において，"時間"要因を考慮して診断・治療に応用され成果をあげている。これにTDM（therapeutic drug monitoring）の発展により，血中薬物濃度を考慮した投薬量調節により治療効果の向上と副作用発現の低減とを目指す投薬設計がなされている。この領域の理解には，

　　①生体リズムに関する基礎的事項
　　②生体リズムと疾患
　　③薬物活性の日周リズム
　　④薬物動態の日周リズム

などがその基礎となる。

　ここで，本領域で重要課題の一つである疼痛についての時間生物学的，時間薬理学的な知見を要約し，疼痛の時間治療の糸口としたい。

　　①疼痛の原因は，多種多様であり，その日周リズムのパターンも一様ではない
　　②健常人における疼痛と病態におけるそれとも異なる

　健常人の疼痛感受性は，休息期に最大となり，活動期に最小となる。これには血漿中のオピオイド濃度や，受容体の感受性の日周リズムの関与が考えられる。

　歯痛や歯肉の冷刺激による疼痛は，夕方に強くなる。これに反して婦人科領域の癌手術後疼痛は，午前中が強い。

　これらの所見は，疼痛の原因，程度，自発痛か実験的誘発によるものか，術前後の麻酔法を含む処置など多くの要因を含んでいるので確認されたものとはいえない。

　局所麻酔薬の効果に関しても，生体側の生理学的条件の日周リズム，薬物動態の時間的変容などが関連性をもつことが知られている。

次に，筆者らはインフルエンザなど熱性疾患に対し繁用されている，いわゆる漢方薬の代表として桂枝湯の下熱，鎮痛作用を検討した結果は，投与時刻によりその作用に日周リズムが認められる。両作用ともに peak は暗期に nadir は明期に認められる（明暗は 12：12 cycle）。これは体温の日周リズムと同じパターンである。また毒性（死亡率）は 17：00 投与群が最高で 5：00 投与群が最低である。同様の所見は，アスピリンの試験でも得ることができた。

このように繁用されている薬物でも投与時刻を考慮に入れることがすすめられる結果を示した。

E．今後の課題

本稿の内容に関して，向精神薬のなかでも，抗不安薬，抗うつ薬に関して，分類，薬理作用，薬物動態や，新しいタイプの薬物の登場の記述がないことが欠点として指摘されるであろう。特に抗うつ薬の第 4 世代と呼ばれる SSRI や SNRI がそうである。このことを意識しながら，あえて省略したのは，ICD-10, DSM-IV にみられるように，この方面の疾病概念が大幅に変わりつつあること，また SSRI などにみられるように，"うつ" のとらえ方も従来に比較して幅広くなったようである。したがって，これらの考え方，適用法などに一定の方向性が認められるまで課題として残した方が妥当ではないかと考えたからである。他方，本稿の趣旨やスペースの点からも割愛することにした。

もう一つの点は，薬物代謝酵素に関する知見が急速に発展し，polyphamacy（多薬併用）の傾向とも相まって，省略することのできない課題ではあるが，上記と同様の理由から今後の問題とした。

第三の課題としては，心理療法と薬物療法との関係についてである。心理療法にとって薬物療法は障害になるので，さけるべきであるとの主張がある一方で，薬物療法が第一選択であるとする考え方もある。実際には，薬物療法の選択が多いのが実情であるが，なかには，補助的に止むを得ず用いる立場もあり，逆に心理療法を補助と考える向きもある。また併用が好ましいとの考えもある。

問題は，これらの選択が，患者の病態上の特性によるものか，あるいは，治療者側の特性によるものかである．この点に関して検討することが望まれる．

　これらの実情を考え合わせて，プラシーボ問題，また今後の polypharmacy に関する中心課題の一つである薬物動態学，薬物代謝酵素を含めた薬物相互作用，さらに right patient に right drug を right regimen で，しかも right timing に適用して，有効性を高め，副作用を軽減し薬物の有用性を増すことが望まれる．

文　献

1) Leavitt F：Drugs and Behavior 2 nd ed. John Wiley & Sons, 1982
2) The ICD-10 Classification of Mental and Behavioural Disorders. World Health Organization, 1992
3) DSM IV Diagnostic and statistical manual of Mental Disorders. Fourth Ed. American Psychiatric Association, 1994
4) Müller-Fahlbush H：Psychosomative in der Zhanheilkunde. Praxisd Zahnheilk 31, 1984 cited by Klussmenor R, Psychosomatische Medizin 5, Auflage. sprenger-verlag 2002
5) 小川暢也：薬効の心理学．臨床薬理(砂原茂一，編)．講談社，サイエンティフィック，1975
6) Rickels K：Non-specific Factors in Drug Therapy of Neurotic Patients Ed. by Rickels K. Non-Specific Factors in Drug Therapy. C. C Thomas・Publisher, 1968
7) 小川暢也，大戸茂弘：Chronopharmacology と DDS（drug deliverysystem）．日本臨床 51(10)，1993
8) 大戸茂弘：時間薬物治療の将来．時間薬理学(小川暢也，編)．朝倉書店，2001

V．咀嚼機能を科学する：
肥満症患者への治療応用

坂田　利家

　わが国は戦後平均寿命が驚異的に延び，世界に冠たる長寿国になった。これらは生活の豊かさを象徴する指標とも受け取られる。しかし，この物質的繁栄のなかにも，われわれの健康を蝕む危険な要因がたっぷりと含まれ，その実態の深刻さが垣間見えてくる。「食の破壊」ともいえる食習慣やこれを誘発する食環境の激変，車社会に伴う運動不足，こういった健康障害を加速する現象はその冴えたる例である。

　生活の都市化は疾病の構造を大きく変える。その端的な例が，肥満症，糖尿病，高血圧症，高脂血症，それに脳卒中や冠動脈疾患といった疾病に代表される生活習慣病の急増である。生活習慣病の発症には劣化した生活習慣だけではなく，遺伝も大いに関与しているので，この病名が適正か否かという問題は議論が多い。しかし，この論議はここでは問わない。大切なのは，この疾患群は加齢とともに生命予後を著しく悪くすることである。加えて，医療経済的にも大きな損失を社会に与える。にもかかわらず，これら一連の疾患に対する治療成果は，依然としてはかばかしくない。そのため，生活習慣病をどう克服するかという命題は，今や医療領域だけにとどまらず，社会的にもその重要さを一段と増している。

　われわれの祖先にあたる新人は約20万年前にアフリカで誕生し，四大陸に広がっていったという。その歴史を振り返ってみると，人類はそのほとんどの時間を飢餓との戦いで過ごしてきた。そのため，運良く食物にありつき，たらふく食べることができる時には，余剰な熱源のほとんどが脂肪に変換され，次に

迫る飢餓に備えて体内に蓄積される。そこには余剰熱源を体外へ放逐するといった仕組みは見あたらず，摂取エネルギーは1滴たりとも無駄にされることはない。エネルギー代謝に関わるわれわれの遺伝子はこのように淘汰され，体に組み込まれてきた。見方をかえると，かため食いができ，肥れる個体だけが飢餓に耐え，生き残ることができたといってよい。これら一連の遺伝子は倹約遺伝子（thrifty gene）と呼称される。飽食の現代にあっては，長寿を阻む凶器にすらなりかねないが，その由縁はここにある。

咀嚼を脳機能の一つとみなし，その重要さが脚光を浴びるようになったのは，つい最近のことである[3]。それまでは，たかだか食物を噛み砕き消化吸収を助ける補助的機能，その程度にしか評価されていなかった。しかし考えてみると，咀嚼のもつ生理的意義がそれほど過小なのであれば，マイクロ単位といってもよいほどの咬合不全を，瞬時に感じ取るような精巧な感覚は必要ないはずである。

事実，荒噛みで早喰いの肥満症患者では，それが重症化すればする程，味などほとんど覚えていないし，食事そのものが喜びの対象になっていない。ところが，肥満症の病態が改善されてくると，噛めば噛む程，またゆっくり食べれば食べる程，満腹感が強く感じられる。噛んでいるうちに，久しく忘れていた味を取り戻し，美味しさや心地よさを食事から感じ取れるように変わってくる。好みが油っこい味から淡泊な味に変わったり，塩分が減って薄味になったりもする。つまり，味覚の領域にも感覚の鋭敏さが戻ってくる。こういった現象は，日常臨床では珍しくない。

本稿では，咀嚼によって駆動されるエネルギー代謝調節系の意義について述べてみたい。その際，脳内ヒスタミン神経系との絡みを縦糸にし，食欲の調節，脂肪代謝調節，熱産生調節といった体重調節の指標に及ぼす生理作用を横糸にして解説する。最後に，咀嚼のもつ生理的な脳機能をいかに臨床応用へと展開していくか，その将来展望についても触れてみたい。

A．咀嚼は脳内ヒスタミン神経系を賦活する

　肥満症患者のほとんどは，荒噛みで早食いと報告されている。図3はその真偽を確認するために行った実験結果である。硬餌を給餌するよりも軟餌の方が，1回の食事量（meal size）が増え，1回の食事持続時間（meal duration）も延長した[3]。「餌の硬さによって摂取量が増減する」というこの結果は，臨床所見を確認したというだけにとどまらず，咀嚼機能が以下に述べる脳内ヒスタミン神経系を駆動するという発見への契機になった点で，重要である。

　咀嚼機能を駆動する末梢から中脳までの神経投射路については，以前からわかっていた。咀嚼によって感知した感覚，つまり口腔内固有感覚は，歯根膜や咬筋の筋紡錘に分枝する三叉神経感覚枝で捉えられ，三叉神経中脳路感覚核（Me 5）に伝搬される[1]。この入力信号は三叉神経中脳路運動核（Mo 5）へ伝えられ，咀嚼運動（速度）を調節する。Me 5 は口腔内固有感覚が入力する1次求心路の中継核で，Mo 5 と下顎反射の反射弓を形成している[6]。一方，後部視床下部（PH）に起始細胞体をもつヒスタミン神経系は，Me 5 からの神経投射を受けているので[2]，Me 5 を介した咀嚼情報はこのニューロン活動を賦活化し，

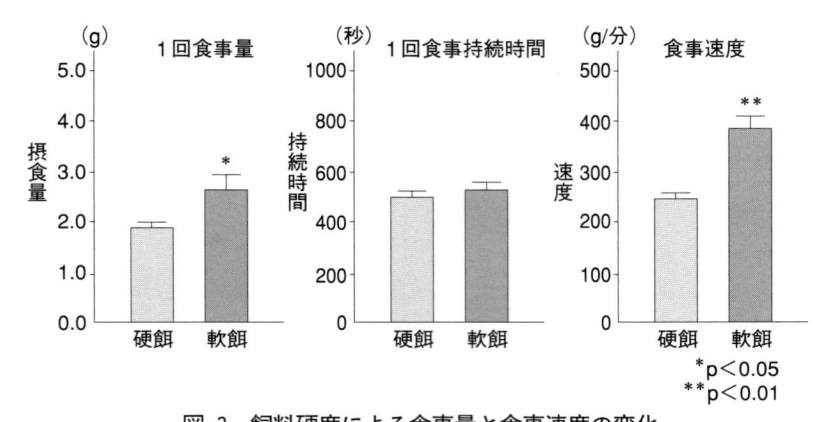

図 3　飼料硬度による食事量と食事速度の変化

硬餌群に比べ軟餌群では1回食事量が増え，食事速度も速くなることがわかる。

（Fujise T, et al：Food consistency modulates eating volume and speed through brain histamine in rat. Brain Res Bull 32：555-559, 1993 より引用）

表 3 給餌形式の相違による咀嚼中枢（Me 5）相当部位と視床下部のヒスタミン（HA）濃度とその代謝回転（t-MH）の変化

	Me 5 含有部位			視床下部		
	HA (nmol/g 組織量)	t-MH (nmol/g 組織量)	ラット数	HA (nmol/g 組織量)	t-MH (nmol/g 組織量)	ラット数
ペレット摂取群	0.20±0.02	1.07±0.07[a,c]	6	4.10±0.91	4.26±0.38[a,b]	6
胃チューブ液体飼料摂取群	0.21±0.02	0.66±0.07	6	4.03±0.19	3.46±0.10	6
胃チューブ水摂取群	0.26±0.03	0.69±0.09	6	3.94±0.30	3.53±0.18	6
無処置群	0.24±0.02	0.75±0.04	6	3.97±0.32	3.21±0.12	6

a：$p<0.01$ vs 無処置群，b：$p<0.05$ vs 胃チューブ水摂取群，c：$p<0.001$ vs 胃チューブ水摂取群．
(Fujise T, et al：Satiation and masticatory function modulated by brain histamine in rats. Proc Soc Exp Biol Med 217：228-234, 1998 より引用)

神経ヒスタミンを量産することになる．

　PH の起始細胞体からは，脳のほぼ全域にヒスタミン神経線維を投射している．なかでも，満腹中枢の視床下部腹内側核（ventromedial hypothalamus：VMH）や室傍核（paraventricular nucleus：PVN）には，ヒスタミン H_1 受容体が濃密に存在し，PH からの密な神経投射も確認されている[8,19]．事実，脳内の主要代謝産物である $tele$-methylhistamine（t-MH）の含有量を用い，硬餌群のヒスタミン代謝回転を測ってみると，視床下部でも Me 5 でもともに上昇してくることが確認できた（**表 3**）[4]．

　VMH と Me 5 における神経ヒスタミンの役割を明らかにする目的で，神経ヒスタミンを特異的に枯渇させる α-fluoromethylhistidine（FMH）で前処理し，ラットの VMH と Me 5 の神経ヒスタミンを両側性に機能できないようにした．すると，VMH からヒスタミンを枯渇した群では 1 回食事量と食事持続時間が有意に増加してくる．しかし，食事速度（1 回食事量/1 回の食事持続時間）は変化しなかった（**図 4**）[4]．この結果から，VMH の神経ヒスタミンが減ってくると，食事の速さには影響を与えずに，食事ごとの餌は時間をかけ，しかもたくさん食べることがわかる．一方，Me 5 の神経ヒスタミンがなくなると，食事量は変わらないが，食事速度が変わることがわかる（**図 4**）[4]．以上の結果をまとめ

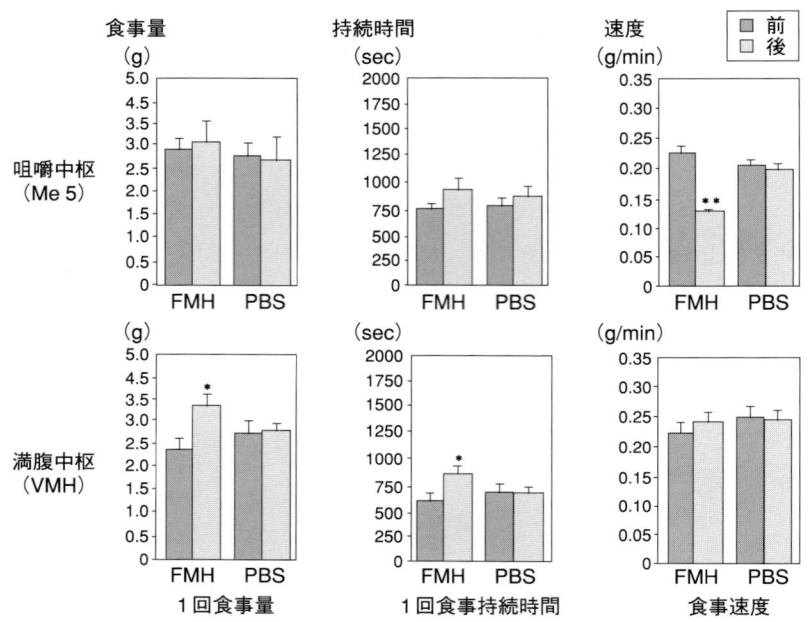

図4 神経ヒスタミン枯渇後にみられる咀嚼中枢（Me 5）ないしは満腹中枢（VMH）を介した食行動の変化

神経ヒスタミンを特異的に枯渇させる α-fluoromethylhistidine（FMH）で Me 5 を処理すると，対照の phosphate buffer saline（PBS）群に比べて，摂食量やその持続時間には変化が及ばないが，食事速度が落ちる。VMH では摂食量とその持続時間が増加してくるが，速度は変わらない。つまり，ヒスタミン神経は Me 5 を介して食事速度を，一方，VMH を介して食事量を調節していることがわかる。食事の量と速度という両機能は実に見事に分化されている。

(Fujise T, et al : Food consistency modulates eating volume and speed through brain histamine in rat. Brain Res Bull 32：555-559, 1993 より引用)

ると，咀嚼で賦活された神経ヒスタミンは，満腹中枢のVMHでは食事終了の満腹信号として働き，咀嚼の1次中枢であるMe 5では，Mo 5への反射路を介して咀嚼運動に作用し，食事の速度を調節していることがわかる。このような現象は咀嚼が可能な *ad lib* feeding群だけで認められ，咀嚼が不可能な群では変化は見られなかった。咀嚼によって駆動される食調節機能のしくみとその重要さが，この一連の結果からよく理解できる（図5）。

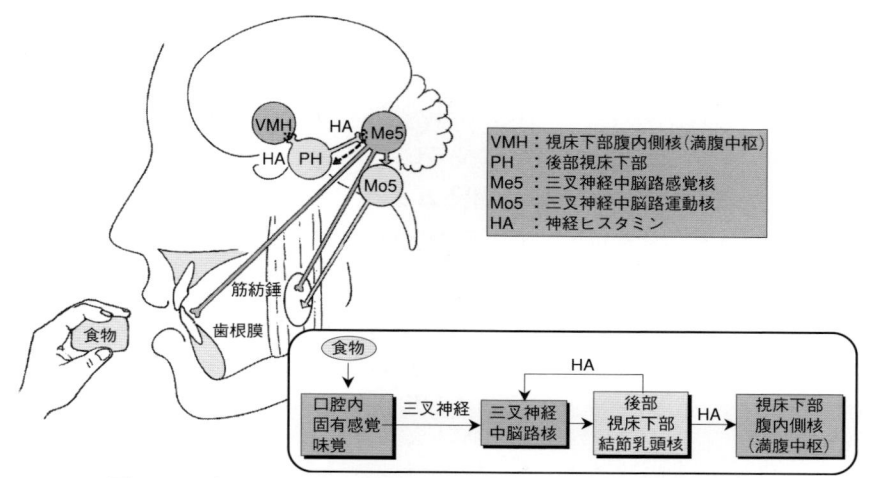

図 5 咀嚼によって賦活されるヒスタミン神経とその神経回路網

VMH：視床下部腹内側核（満腹中枢）
PH：後部視床下部
Me5：三叉神経中脳路感覚核
Mo5：三叉神経中脳路運動核
HA：神経ヒスタミン

咀嚼によって感知した感覚，つまり口腔内固有感覚は，歯根膜や咬筋の筋紡錘に分枝する三叉神経感覚枝で捉えられ，三叉神経中脳路感覚核（Me 5）に伝搬される。後部視床下部（PH）の結節乳頭核に起始細胞体をもつヒスタミン（HA）含有ニューロンは，Me 5 からの神経投射を受けているので，Me 5 を介した咀嚼情報はこのニューロン活動を賦活し，神経ヒスタミンを量産することになる。その結果，満腹中枢の視床下部腹内側核（VMH）を介して食欲は抑制される。食事をよく噛んで食べると，摂取エネルギー量が少なくても満腹感が感じられるのは，このような仕組みによっている。

（Fujise T, et al：Satiation and masticatory function modulated by brain histamine in rats. Proc Soc Exp Biol Med 217：228-234, 1998 より引用）

B．ヒスタミン神経系は食欲と体エネルギー消費を調節している

では，咀嚼によって賦活されたヒスタミン神経は，どのような生理機能を発揮するのであろうか。ヒスタミン神経によって駆動されるエネルギー代謝には，二つの調節系がある。その一つは VMH や PVN への投射を介して，食欲を抑制性に調節する系である。いまひとつは PVN や視床下部背内側核（dorsomedial nucleus：DMH）を介し，交感神経活動を亢進させる系である。この系の賦活によって，末梢でのエネルギー消費が促進する。具体的には脂肪分解と脱共役蛋白機能（50 頁参照）の亢進がこれにあたる。

1. 食欲抑制

　ヒスタミン神経の前シナプスには，H_3受容体が存在する。この拮抗薬であるチオペラミドをラット第3脳室内に投与し，神経ヒスタミンの合成と放出を亢進させると，強い摂食抑制反応が観察される[12]。この神経ヒスタミンによる摂食抑制作用はH_1受容体拮抗薬の前処置で消失し，H_2受容体の前処置では効果がみられない。ヒスタミンによる摂食抑制作用は，H_1受容体を介した作用であることがわかる[5]。視床下部内への微量注入実験や電気生理学的実験などの結果から，ヒスタミン神経系の摂食抑制作用は満腹中枢のVMHとPVNのH_1受容体を介していることもわかっている[15,16]。

2. 内臓脂肪に特有な脂肪分解の促進

　ヒスタミン神経系は末梢の脂肪代謝に対しても，重要な役割を果たしている。脂肪細胞で行われる脂質代謝を精密に，しかも in situ で調べるには，血管と自律神経の支配下で情報を収集する必要がある。この条件を満たすため，白色脂肪組織（white adipose tissue：WAT）に微小透析膜を備えたprobeを慢性留置し，WATから放出されるグリセロールを測定する in vivo microdialysis法をわれわれは開発した[17]。この方法を用いれば，WATにおける刻々の，しかもnmol単位での脂肪分解能を評価することができる。ラット第3脳室内にチオペラミドを注入し，前シナプスから神経ヒスタミンを分泌させると，WATからのグリセロール放出が短潜時で上昇した[17]。しかも，内臓脂肪の脂肪分解が特異的に亢進していた[10]（図6）。ヒスタミン神経系を賦活すると，内臓脂肪分解が特異的に亢進することがわかる。

　神経ヒスタミンによるこの脂肪分解作用は，β受容体阻害薬のプロプラノロールを前処置しておくと消失するので，交感神経を介した作用であると考えられる[17]。実際に，チオペラミドをラット第3脳室内に投与すると，WATに分枝する遠心性交感神経活動が増強してくることが，ニューロン活動を記録することによって確かめられた[17]。ヒスタミン神経は視床下部のVMHやPVNへ神経投射し，食行動を調節している。このことはすでに述べた。この両中枢核

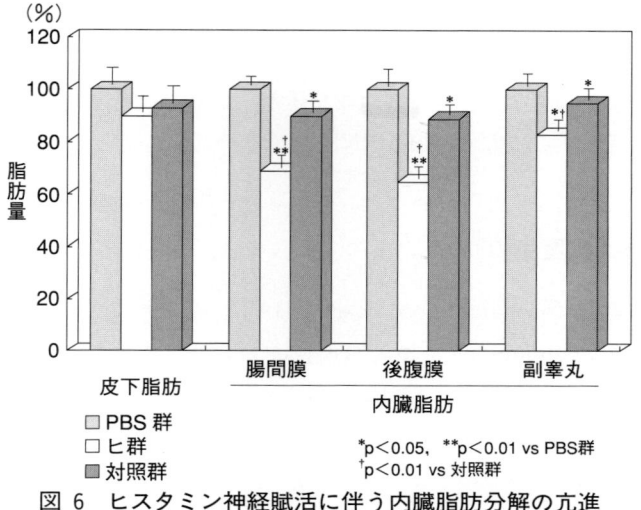

図6 ヒスタミン神経賦活に伴う内臓脂肪分解の亢進作用

ヒスタミン神経の賦活（ヒ群）に伴って，内臓脂肪分解は対照群（PBS群）より亢進するが，この亢進作用は皮下脂肪では見られない。ヒスタミン神経賦活で食欲抑制が起こり，摂食量は減少するが，それと同じ摂食量を給餌させ摂食量を合致させた群（対照群）と比べても，内臓脂肪の減少がみられる。

（Masaki T, et al：Central infusion of histamine reduces fat accumulation and upregulates UCP family in leptin-resistant obese mice. Diabetes 50：376-384, 2001 より引用）

は交感神経系の上位中枢でもある。PVNからは直接に，VMHからは多シナプス性に，脊髄の交感神経節前ニューロンへ神経投射している。Retrograde tracerによる神経組織学的染色法によっても，両中枢核からWATへの神経連絡があることは証明されている。ヒスタミン神経活動が亢進すると，このようにVMHやPVNからWATに至る遠心性交感神経系を介し，脂肪分解が促進してくる。

ところが，この作用は脂肪分解系だけにとどまらず，脂肪合成系にも及んでいる。脂肪細胞へのグルコース輸送担体であるWAT GLUT 4，それにトリグリセリド合成の律速酵素 acyl CoA synthetase（ACS），このいずれもがヒスタ

ミン・ニューロンの賦活化によって，その遺伝子発現を低下させる。言い換えると，ヒスタミン神経の賦活化は，脂肪分解を促進するだけにとどまらず，中性脂肪の合成に必須なグルコースの取り込み，さらには中性脂肪合成に与る酵素活性の賦活化，このいずれの mRNA 発現も抑制する。

3．非ふるえ熱産生の亢進

褐色脂肪組織（brown adipose tissue：BAT）のミトコンドリアに存在する脱共役蛋白（uncoupling protein 1：UCP 1）は，非ふるえ熱産生や食事誘導性熱産生に関与し，エネルギー消費を促進性に調節している。遠心性交感神経を介した中枢神経系の制御を受けている[11]。この神経投射系は前項の脂肪分解作用で述べた経路と同様である。

最近になって，この UCP にもホモログの存在が報告されている。なかでも，UCP 2 と UCP 3 はエネルギー代謝への関与が示されている。UCP 2 は WAT をはじめ末梢各臓器に広く分布し，UCP 3 は骨格筋，次いで心臓や WAT に特異的に存在する[7,9,11]。ヒスタミン神経系を賦活すると，既述した遠心性交感神経活動が増し，これら UCP family の遺伝子発現が上昇することも明らかになった[11]。

4．肥満遺伝子発現と負のフィードバック系を形成

脂肪細胞で発現する肥満遺伝子（ob 遺伝子）は，コード蛋白の leptin を分泌することがわかっている。この leptin は食欲を抑えるだけでなく，末梢の脂肪分解や UCP mRNA 発現を促進する。ところが，この leptin による体脂肪蓄積防止の中枢作用は，既述したヒスタミン神経による中枢作用と酷似している。そこで，ヒスタミン神経系との関係を明らかにするため，leptin をラット第 3 脳室内に注入したところ，神経ヒスタミンの代謝回転が有意に上昇することが判明した。一方，このヒスタミン神経系の賦活化は，末梢脂肪細胞での ob 遺伝子の発現を抑制した。つまり，ヒスタミン神経系と leptin 情報伝達系との間には，負のフィードバック系の存在が証明されたわけである。Leptin 合成不全ないし

はleptin受容体欠損のある遺伝性肥満動物では，ヒスタミン神経活動は著しく障害されている[18]。この所見は，leptin受容体が視床下部に存在することを考慮すると，ヒスタミン神経系の活動は視床下部におけるレプチン信号の下流で作動していることを示す。

Leptinによる末梢作用との関係を明らかにする目的で，H_1受容体欠損（H1KO）マウスを作成した[10]。H1KOマウスではleptinによる食欲抑制作用が減弱していた（図7）[10]。この結果から，leptin→ヒスタミン神経を介した情報伝達系によって，食欲は抑制性に調節されていることがわかる。ここでは食欲の調節系を例にとって説明したが，末梢の脂肪分解やUCP familyによる熱放散などの作用も，同じleptin→ヒスタミン神経の情報伝達系を介して調節されている。食欲抑制作用はその主座が視床下部にあるが，末梢のエネルギー消費

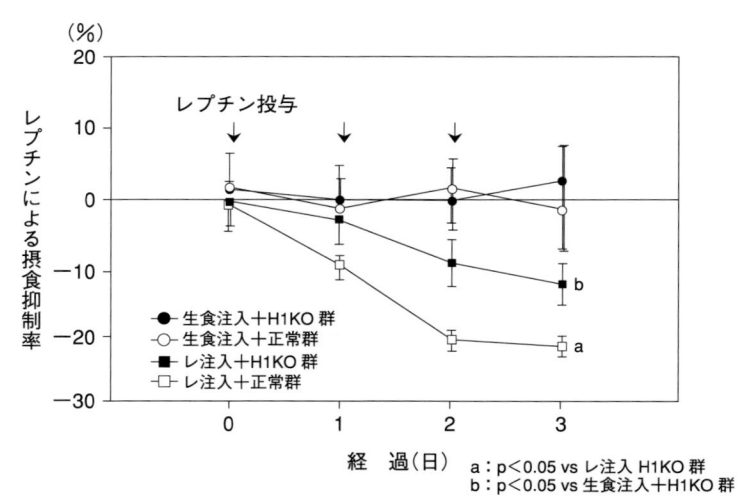

図7 ヒスタミンH_1受容体欠損（H1KO）マウスにみられるleptin食欲抑制作用の減弱

Leptin投与（レ注入）後にみられる摂食抑制効果（ヒ注入＋正常群）が，H1KOマウスではleptinを投与しても（レ注入＋H1KO群）減弱している。つまり，この両群間にみられる摂食量の差が，ヒスタミン神経系で駆動されていた効果だったことがわかる。

a：$p<0.05$ vs レ注入 H1KO群
b：$p<0.05$ vs 生食注入＋H1KO群

(Masaki T, et al：Central infusion of histamine reduces fat accumulation and upregulates UCP family in leptin-resistant obese mice. Diabetes 50：376-384, 2001)

系では遠心性交感神経を介すという違いだけで，情報伝達過程は同じである．

5．ヒスタミン神経賦活によるleptin抵抗性の減弱効果

Leptin受容体に異常のある*db/db*マウスでは，既述したようにleptin作用が発揮されないので遺伝性肥満を呈する．つまり，leptin抵抗性の状態にあるので，leptinを投与しても無効である．ところが，この肥満マウスの第3脳室内にヒスタミンを慢性投与すると，摂食量の減少に加え，体脂肪量の減少やUCP familyを介したエネルギー消費の亢進にも有効である[10]．H1KOマウスと*db/db*マウスを交配し，H_1受容体とleptin受容体のdouble mutantマウスで調べると，ヒスタミン慢性投与の効果はすべて減弱する[10]．この知見からも，神経ヒスタミンの生理作用がleptinの下流で作動していることがわかる．神経ヒスタミンによる体脂肪蓄積減少作用が，内臓脂肪で顕著に認められることはすでに述べた．この作用が遠心性交感神経を介して駆動されていることを考慮すると，UCP familyによるエネルギー消費亢進作用ともあわせ，よく了解できる．ヒスタミン神経活動には摂食抑制作用が含まれているので，その関与による効果も否定できない．しかし，ヒスタミン投与群と同じ摂食量に減らしたpair-fedマウスでも，同様な内臓脂肪蓄積量の減少（図6）やUCP familyの発現が認められるので，ヒスタミン神経活動による直接作用であることがわかる[10]．以上の結果をまとめると，咀嚼によって賦活化された脳のヒスタミン神経系は，食欲抑制作用だけでなく，末梢での脂肪分解促進と脂肪合成抑制の両作用，それに熱放散の亢進なども加わってエネルギー消費が亢進し，生体のエネルギー代謝を恒常性に維持していることがわかる．

C．咀嚼はヒスタミン神経系を賦活し体重減少を招く

咀嚼により賦活化されたヒスタミン神経系は，食欲抑制，末梢での脂肪分解，それに熱産生・放散をそれぞれ亢進させるので，体脂肪を燃やして体重を減ら

すことをこれまでに述べてきた。この優れた咀嚼機能，さらにはそのヒスタミン神経活動をどのように臨床へ応用するかにいて，その方法論も含め触れておきたい。

1．咀嚼法による減量効果

　肥満者では，ほぼ例外なく早食いである。ただし，逆は必ずしも真ではない。咀嚼が十分でないと，既述したように神経ヒスタミンの作用が十分に発揮できないので，柔らかい食べ物を摂取した時に似て，過食することは避けられず，肥満が進行することになる。咀嚼法を有効に利用すれば，満腹感を感じながら食欲を抑えることができ，しかも内臓脂肪分解を亢進させるとともに，体を動かさずじっとしていても体熱放散を高めることができる。咀嚼は3度の食事ごとに繰り返される。その意味では，咀嚼は減量効果だけでなく，減量した体重の長期維持にも優れている[13]。

　実際に咀嚼法を確実に，しかも長期間継続させるには，単によく噛むようにと指導や教育をしても，期待する程には効果が上がらない。咀嚼の効果を視覚に訴え，同時に患者も治療者もその結果を理解できるようにする，この目的達成のために開発されたのが咀嚼法である。その実行には咀嚼記録用紙を用いる方法がある。この詳細は他の成書を参照して欲しい[13]。咀嚼法を実施した患者は，「この頃は，食べるとすぐにお腹がいっぱいになり，胃が小さくなったようです」と実感するようになる。胃の容積はほとんど変わらないので，満腹感に対する感じ方が鋭くなった，言い換えると，満腹物質が中枢で効率良く受容されるようになった，その結果がこのような表現をとるようになるわけである。患者によっては，「ご飯をよく噛んで食べると，甘みがあるのですね」と味覚の変化にも気付くようになる。満腹感にしても，甘いという味覚にしても，こういった感覚の変化こそが，肥満症の治療にとってもっとも大切なポイントになる。

2. ヒスタミン神経系を賦活する日本食化超低エネルギー食療法

1日の摂取エネルギー食を800 kcal以下に制限し，特に炭水化物の摂取量を減らすと，脳内ヒスタミン神経活動が亢進してくる。日本食化超低エネルギー食では脂肪を極度に抑え，蛋白指数の高い蛋白質を使用し，それに見合った量の炭水化物で構成されている。電解質やビタミン類，それに微量元素などが不足する場合は，別途にこれを補う。日本食化超低エネルギー食療法では，体蛋白の崩壊を最小限にとどめながら，最大限の体脂肪を燃焼させることを目的にしている[14]。

日本食化超低エネルギー食の栄養組成はHowardの原法をそのまま使用している。しかし，原法では食事の形態をとらずに，液性食として使用した。この欠陥を避けるため，日本食化超低エネルギー食療法では豊富な食物線維を含む野菜類，海藻類，茸類といった無（低）エネルギー素材を多量に活用し，食事の形態を保つことに成功した[14]。日本食化超低エネルギー食では食物線維の含有量が多いため，咀嚼の訓練には最適である。本治療食はこのように低エネルギー食事と咀嚼という二つのキーをもっているため，脳内のヒスタミン神経賦活が二重に強化される，これが本治療法の特色である[14]。

D. 近未来への治療的展望：Brain foods としての L-ヒスチジン

ヒスタミンを経口的に投与しても，血液脳関門を通過できないので，脳内のヒスタミン濃度には変化が及ばない。ところが，その前駆アミノ酸であるL-ヒスチジンを経口投与すると，脳内神経ヒスタミンが有意に増加してくる（図8）。この一連の実験結果からいえることは，脳内ヒスタミン神経系の賦活が，ヒスチジンを経口投与しても，まったくその効果に変わりはないことである。作用強度は日単位に換算するとわずかではあるが，毎食事で脳内ヒスタミン神経系が賦活化されるとすれば，減量した体重，特に内臓脂肪の減少をリバウンドな

く長期にわたって維持できること，この福音は肥満症治療にとって計り知れない。

まとめ

咀嚼法は日本食化超低エネルギー食療法と並んで，脳内ヒスタミン神経活動を亢進させる。賦活化されたヒスタミン神経系は食欲を抑制し，同時に遠心性交感神経を介して，末梢の，特に内臓脂肪の脂肪分解や体熱産生・放散をともに促進する。

肥満遺伝子のコード蛋白である leptin は，脳内のヒスタミン神経活動を賦活する。一方，この賦活化されたヒスタミン神経は肥満遺伝子の発現を抑制し，血中 leptin 量を減少させる。つまり，この両エネルギー調節系の間には負のフィードバック機構が成立している。

肥満者の血中 leptin 量は著増し，leptin 抵抗性を示す。ヒスタミン神経活動は leptin の下流で駆動されるので，leptin 抵抗性のある肥満症患者でも，食事という人工操作でヒスタミン神経活動を賦活できれば，過剰な脂肪蓄積，特に内臓

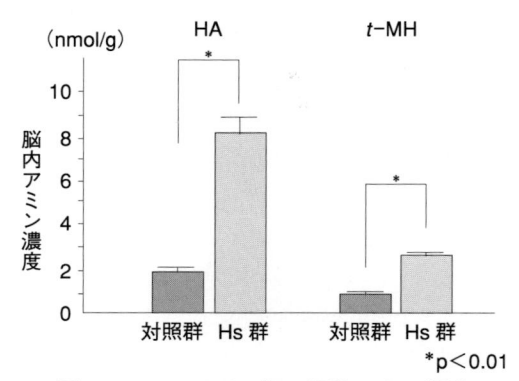

図8 L-ヒスチジン経口摂取による視床下部神経ヒスタミンとその代謝回転の亢進

L-ヒスチジン（Hs）を経口摂取させると，視床下部の神経ヒスタミン（HA）とその代謝回転（t-MH）はともに上昇する。この効果は強度が多少減弱するものの，ヒスタミンの中枢投与時のそれと変わらない。

脂肪蓄積の減少という目的は達成できる。その意味では，高ヒスチジン含有食材を日本食の低エネルギー食に加えることができれば，ヒスタミン神経系賦活化を三重に強化した理想的な減量法が確立できる。Brain foods を肥満症の治療手段として導入できる日は間近い。

　都市化された社会では食物が氾濫し，お金さえ出せば食には瞬時にありつけ，それも昼夜を問わない。食材本来の味を生かし，栄養バランスのとれた，しかも歯ごたえのある健康的な食事よりも，人工的な濃いめの味付けで，口に入れるととけてしまうような，しかも高カロリーで見栄えの良い料理が好まれる。このような環境下では，食本来の脳機能は発揮され難くなる。人類は有史以来飢餓と戦い，その桎梏から解放されることを目指して，営々と努力してきた。しかし，食欲を調節する脳の仕組みをみる限り，脳の機能を狂わせた元凶は，実はこのように劣悪な食環境を産み出したわれわれの浅知恵にある。人類の知恵を浅知恵で終わらせないためにも，われわれの歪んだ食環境を少しでも本来の姿に戻すことである。この食破壊へ向けた一つのささやかな，しかし効果的な防衛手段，それが咀嚼法なのである。

文　献

1) Corbin KB, Harrison F : Function of mesencepharic root of fifth cranial nerve. J Neurophysiol 3 : 423-435, 1940
2) Ericson H, Blomqvist A, Kohler C : Brainstem afferents to the tuberomammillary nucleus in the rat brain with special reference to monoaminergic innervation. J Comp Neurol 281 : 169-192, 1989
3) Fujise T, Yoshimatsu H, Kurokawa M, Fukagawa K, Nakata M, Sakata T : Food consistency modulates eating volume and speed through brain histamine in rat. Brain Res Bull 32 : 555-559, 1993
4) Fujise T, Yoshimatsu H, Kurokawa M, Oohara A, Kang M, Nakata M, Sakata T : Satiation and masticatory function modulated by brain histamine in rats. Proc Soc Exp Biol Med 217 : 228-234, 1998
5) Fukagawa K, Sakata T, Shiraishi T, Yoshimatsu H, Fujimoto K, Ookuma K, Wada H : Neuronal histamine modulates feeding behavior through H1-receptor in rat hypothalamus. Am J Physiol 256 : R 605-R 611, 1989

6) Harrison F, Corbin KB: The central pathway for the jaw-jark. Am J Physiol 135: 439-445, 1942
7) Hidaka S, Kakuma T, Yoshimatsu H, Yasunaga S, Kurokawa M, Sakata T: Molecular cloning of rat uncoupling protein 2 cDNA and its expression in genetically obese Zucker fatty (fa/fa) rats. Biochem Biophys Acta 1389: 178-186, 1998
8) Inagaki N, Yamatodani A, Yamamoto MA, Tohyama M, Watanabe T, Wada H: Organization of histaminergic fibers in the rat brain. J Comp Neurol 273: 283-300, 1988
9) Masaki T, Yoshimatsu H, Kakuma T, Hidaka S, Kurokawa M, Sakata T: Enhanced expression of uncoupling protein 2 gene in rat white adipose tissue and skeletal muscle following chronic treatment with thyroid hormone. FEBS Lett 418: 323-326, 1997
10) Masaki T, Yoshimatsu H, Chiba S, Watanabe T, Sakata T: Central infusion of histamine reduces fat accumulation and upregulates UCP family in leptin-resistant obese mice. Diabetes 50: 376-384, 2001
11) Masaki T, Yoshimatsu H, Chiba S, Watanabe T, Sakata T: Targeted disruption of histamine H_1-receptor attenuates regulatory effects of leptin on feeding, adiposity, and UCP family in mice. Diabetes 50: 385-391, 2001
12) Ookuma K, Sakata T, Fukagawa K, Yoshimatsu H, Fujimoto K, Kurokawa M, Machidori H, Yamatodani A, Wada H: Neuronal histamine in the hypothalamus suppresses food intake in rats. Brain Res 628: 235-242, 1993
13) 大隈和喜:咀嚼法.肥満症治療マニュアル(坂田利家,編).医歯薬出版,東京,pp. 103-111, 1996
14) Sakata T: A very-low-calorie conventional Japanese diet: : Its implications for prevention of obesity. Obes Res 3 (Suppl. 2): 233 S-239 S, 1995
15) Sakata T, Yoshimatsu H, Kurokawa M: Hypothalamic neuronal histamine: Implications of its homeostatic control of energy metabolism. Nutrition 13: 403-411, 1997
16) Sakata T, Ookuma K, Fukagawa K, Fujimoto K, Yoshimatsu H, Shiraishi T, Wada H: Blockade of the histamine H_1-receptor in the rat ventromedial hypothalamus and feeding elicitation. Brain Res 441: 403-407, 1988
17) Tsuda K, Yoshimatsu H, Niijima A, Chiba S, Okeda T, Sakata T: Hypothalamic histamine neurons activate lipolysis in rat adipose tissue. Exp Biol

Med 227 : 208-213, 2002
18) Yoshimatsu H, Itateyama E, Kondou S, Tajima D, Himeno k, Hidaka S, Kurokawa M, Sakata T : Hypothalamic neuronal histamine as a target of leptin in feeding behavior. Diabetes 48 : 2286-2291, 1999
19) Watanabe T, Taguchi Y, Shiosaka S, Tanaka J, Kubota H, Terano Y, Tohyama M, Wada H : Distribution of the histaminergic neuron system in the central nervous system of rats : A fluorescent immunohistochemical analysis with histidine decarboxylase as a marker. Brain Res 295 : 13-25, 1984

VI. 歯の進化とヒト本来の食物と咀嚼と健康について

都　温彦

A. 歯と食物との関係

　歯が食物を咀嚼するために存在していることは今も昔も変わりない。現在の食事についてみると，食物をよく噛んで，味わい，唾液とよく混じり合わせ食塊を形成してから嚥下するという食事本来の生理が忘れられている。
　咀嚼の生理学的必要性について河村[1]は，食物を嚥下しやすく調整すること，食物を粉砕臼磨して消化吸収過程を助けること，咀嚼によって食物中の異物や有害物を発見し，これらが消化管に入らないように消化管を保護すること，口腔の衛生を保持すること，口顎構造の血流を促進し代謝を高め口顎構造の生理的発育を推進すること，味覚を十分刺激して食物を味わい消化液の分泌を反射的に促進すること，など多くの事項をあげている。
　食事については食物や料理に対する視覚や嗅覚に始まり，咀嚼時における口腔内の触覚，味覚，そして食物を噛む際に起こるパリパリ，カリカリ，サクサクなど擬音語として表わされる聴覚など人間の五感のすべてが関わっている。
　ヒトは，いつ，いかなる時においても生きるために口から食物を食べていかねばならない。その時，歯が介在し咀嚼の生理が行われる。そして食塊の嚥下から消化と吸収によってエネルギーと健康が得られる。

人間の切歯，犬歯，臼歯は，それぞれの食物の咀嚼に応じた形態を示している。すなわち，歯はその動物の食性に対応して適応，進化した形態を示している。したがって，歯をみればその動物の摂食様式がわかり，その動物の生活を知る重要な手がかりになる[2]。そのように考えると，ヒトの歯の形態と機能はヒト本来の食物の咀嚼や健康に必要な摂取比を進化の面から示唆しているのではないかと思われる。

例えば，ヒトの臼歯は穀歯[3]といわれるように，咀嚼面を有しており，臼のような形態と食物を噛み割り，磨り潰す機能をもっている。5本の小臼歯と大臼歯とを合わせもっていることは本来，食物をよく噛まなければならない精咀嚼機能を意味している。犬歯は肉歯[3]といわれるように鋭い，尖端をもった円錐形をしており，このことは肉を突き刺して手で引き裂く機能を意味している。

切歯はショベルのように切端を有する形態と，果実や木の実，野菜，とうもろこし，などを噛み切り，齧りとる機能をもっている。

そこで第3大臼歯までの永久歯列8本の歯種の構成についてみると肉の咀嚼に関わる犬歯の構成比が12%であることと，蛋白質の適性栄養バランス比が12.8%であることがほぼ一致している。なお，肉の摂取のなかには，同時に脂肪も含まれることになる。そして穀物の咀嚼にかかわる臼歯の構成比が62.5%であることと，炭水化物の適性栄養バランス比が61.3%であることもほぼ一致している。残りの25%は切歯の機能に対応する葉野菜であることが推測される。このことはヒトの歯が本来の食性と咀嚼に進化・適応してできた形態と機能であること，そして歯列における歯種の構成比が食物の摂取比を表わしていることを示唆していると思われる。

口腔には，食物に対する歯ざわりや歯ごたえ，舌や粘膜に対する接触感，味わい，そして唾液による口腔や咽頭部粘膜の感覚から得られる渇きと水分の補給，その食物が有益か有害かの味覚による判別，唾液アミラーゼによる炭水化物から麦芽糖までの口腔消化，炭水化物に対する咀嚼と全身的耐糖能との関係，嚥下反射など，人間が食物によって生きていくことに関する大事な感覚や機能が備わっている。そして口腔領域には自律神経や大脳皮質の運動領野が大きく，脳神経が多く分布している。

B．咀嚼の必要性

　私たちの歯列を構成する歯種と，それらの咀嚼機能をみると，穀物類，果物，野菜などの植物食をよく噛むという特徴が浮かんでくる。

　ヒトの咀嚼の意義としてもっとも大事なことは，ヒトには植物食の表皮そして細胞壁をつくる食物線維に対する消化酵素がないことである。栄養は表皮や細胞壁の中に入っている。そこで，まず植物食の表皮や細胞壁を構成する食物繊維を歯で噛み破り，磨り潰す必要がある。また，この食物線維は腸の中の有害な物質や過剰な栄養物を吸着したり，排泄を促進して便秘や大腸癌を予防したりするなどの有益な働きが指摘され，見直されている。

　現代人の体のなかには，ヒトの進化の過程において獲得された本来の食物に対応した歯の形態と機能，咀嚼の生理や栄養システムがまだ継続的に存在している。

　そのようなシステムに対して現代のあまり噛まなくてすむように，また，より栄養素に近づけた加工食品は健康面について問題はないのであろうか。

　ここに現代における早い消化と吸収をもたらすような高カロリーの加工食品の大量摂取，そして早い食事と粗噛みの咀嚼習慣と現存するヒト本来の低カロリー食に適応していると考えられる栄養システムと健康とに関する不調和や肥満などの問題点を考えなければならない。食性の進化の面から現代の食事のあり方と健康との関係を歯科医学の立場から見直してみることも必要であろう。

　今からおおよそ40数年前，筆者の青年時代には現在のような肥満はほとんど見られなかったと思う。

　最近の青少年の体形を見ると，皮下脂肪が豊富についている者や肥満が多くなっている。

　鹿児島にあった旧制第7高等学校の卒業アルバムから，当時の寮生活における入浴風景に写った生徒や教官の体形を見ると余計な皮下脂肪が付いていない。これは当時の一般的な食事である御飯，味噌汁，魚，野菜，漬物などから作られた体形を意味していると思う。現代の青少年の食事と体形を比較してみ

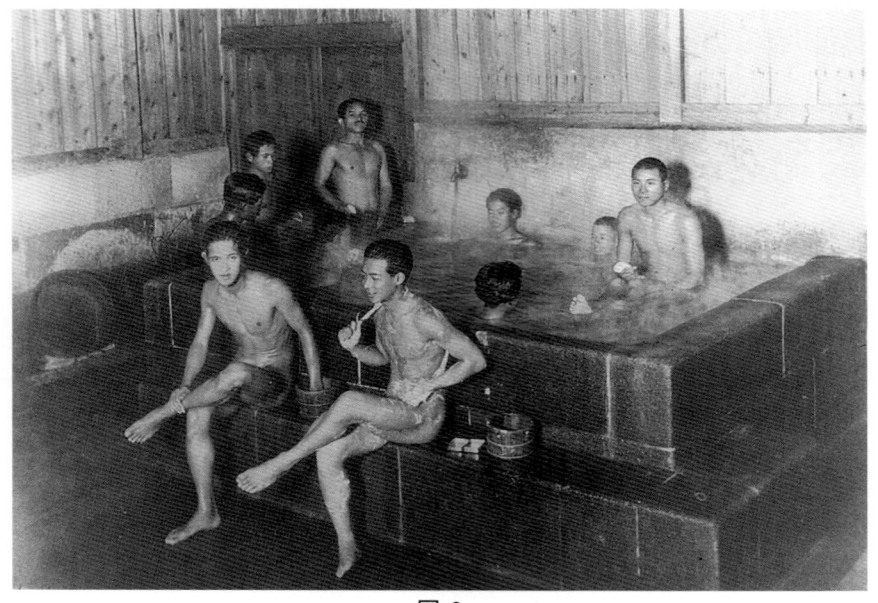

図 9

この写真は鹿児島県歴史資料センター「黎明館」の所蔵資料であり，当館の好意により許可を得て掲載したものである。

ると興味がある（図9）。

　ヒトの起源といわれるアウストラロピテクス（猿人，約300～400万年前）からホモ・エレクトス（直立原人），ホモサピエンス（新人）へと進化したヒトの頭骨は当初の脳頭蓋（500 cc）を3倍に拡大して，顔面頭蓋にある上顎や下顎骨や歯などの咀嚼器官を1/3に著しく縮小させてきた。このような変遷には食性の変遷も関与している。ヒトが直立二足歩行になり，手や道具を使いながら現在の文明や文化を築いてきた脳の発達との関係がある。そして栄養のためにはよく噛む精咀嚼が必要であった自然の素材の食物から，狩りによる肉食，火を使う料理，そしてあまり噛まなくてもすむように食物線維を省き，粉末化した食べやすく，やわらかい食品，人間の味覚に合うような味付け，栄養素に近づけた現代の加工食品や料理などの食性の移り変わりが人間だけにみられる特徴として注目される。

河合雅雄氏は，人の食物の狩猟採集について次のように述べている。現在，地球上には狩猟採集民族は，わずかしか現存していない。北方に住む種族は狩猟が生計の主なものである。それは採集によって得られる食物が少ないからである。それに比べて南方狩猟採集民族の生計は，植物の採集に大きく依存していることが明らかにされている。

ボツアナのブッシュマンは食物摂取量の80%は植物で占められており，20%が狩猟による動物食という割合になっているという。このような記載の中で河合氏は人間の肉食について食物の確保という問題よりもむしろ，うまいものを食べたいといった嗜好品への欲求が案外強い動因となっていることを示唆している[4]。

このようなことも，ヒト本来の食性が植物食を主体としていることを物語っているように思われる。現代人は嗜好品として考えられる肉食の比重が植物食より大きい。

消化管の入口である口腔における咀嚼の生理には食物の機械的消化だけでなく，主食の炭水化物・でんぷん（多糖類）を咀嚼と唾液のアミラーゼの作用によって二糖類の麦芽糖にまで加水分解する化学的消化作用がある。この口腔消化は血糖値に対する全身的耐糖能に影響を与えている。健康青年における粗噛みの人達の食後の血糖値は，よく噛む精咀嚼の人達より高くなっている[5]。このことは糖尿病などの生活習慣病のリスクファクターになると考えられる。

また，歯の健康と咀嚼習慣と野菜の摂取との三者には相関性が認められており，これらの三者に共通した身体的，心理社会的，健康状態良好と不調などの関連性が存在している（**表4**）。

咀嚼指導は，このような咀嚼性健康状態不調を良好状態[6]へ改善する効果がある。

表 4　咀嚼性健康状態の良好と不調像

		良 好 群	不 調 群
I. 咀嚼性の三要因	「歯の健康」と「野菜摂取」と「咀嚼習慣」	・歯と咀嚼とヒト本来の食性（植物食：野菜）との相関性が高い ・咀嚼の意識がある ・咀嚼疲労がない ・丁寧に噛む	・歯と咀嚼とヒト本来の食性（植物食：野菜）との相関性が低い ・咀嚼の意識が乏しい ・咀嚼疲労がある ・咀嚼欲求が乏しい ・粗雑に噛む
II. 生育歴		・幼少年期，家庭での躾を受ける機会が多かった ・口唇による母親とのスキンシップの機会が多かった	・幼少年期，家庭での躾を受ける機会が少なかった ・口唇による母親とのスキンシップの機会が少なかった． ・早く食べるように躾られた
III. 生活状況	ア. 食生活	・味わいながら楽しく食べる食事 ・素材や素材に近い食べ物の味や香がわかる ・素材や素材に近い硬くよく噛む食べ物が好き ・間食をしない ・食後の満足感がある ・食後，元気がでる ・食べ物や食事量や栄養と健康に関する気付き，制御，調節がある ・丁寧に食べる 　＊丁寧：注意深く，礼儀正しく，配慮が行き届いていること	・空腹を満たすだけの義務的食事 ・味付けや，加工食品の料理が好き ・料理や加工された軟らかいあまり噛まずにすむ食べ物が好き ・間食が多い ・朝食を抜くことが多い ・好き嫌いが多い ・口の中が乾き，パサパサして食べにくい ・粗雑に食べる 　＊粗雑：いいかげんで大ざっぱなこと
	イ. 衛生習慣	・口や手洗い歯磨き習慣が身についている ・睡眠をとる配慮がある ・規則的生活 ・健康的生活習慣に関する気付き，訂正，制御がある	・口や手洗い歯磨き習慣が乏しい ・睡眠不足 ・不規則な生活 ・健康的生活習慣に関する気付き，訂正，制御が乏しい
IV. 心身面の健康	ア. 身体面	・口腔内がさわやかに湿っている ・元来健康 ・規則正しい快便 ・運動が好き ・自律神経系が安定	・口腔乾燥感がある ・疲労，倦怠感 ・体調が整わない ・身体的不定愁訴 ・自律神経失調と考えられる症状 ・寝込むような風邪をひく
	イ. 心理・行動面	・健康感 ・精神的安定 ・我慢強い，頑張りがきく ・積極的 ・気力，気が強い ・環境順応性 ・陽性感情 　楽しい，幸せ，希望，満足，意欲など	・不健康感 ・精神的不安定 ・決心がつきにくい ・陰性感情 　過敏，いらいら，憂うつ，不安，緊張，怒り，みじめ，嫌悪，拘束感，焦り，不満，口臭が気になるなど
	ウ. 意識	・歯の健康や咀嚼習慣と全身的健康とに関する意識がある	【注】 心身面の健康 　良好群：心理，行動面の健康性が身体面より多く現れている傾向 　不調群：身体，心理面ともに不調状態が窺われる

文　献

1) 河村洋二郎：食欲と口のはたらき．食欲の科学．医歯薬出版，東京，85-90，1972
2) 後藤仁敏，大泰司紀之：序　歯の比較解剖学Ｖ-Ⅵ．医歯薬出版，東京，1986
3) 山崎　清：人間の歯．創元社，東京，21，1948
4) 河合雅雄：森林がサルを生んだ．朝日新聞社，東京，146，1992
5) 都　温彦：咀嚼と健康（ヒトの食性の進化と咀嚼と血糖値）．第26回日本医学会総会会誌〔1〕，2003
6) 都　温彦：歯とヒト本来の食性としての植物食と咀嚼との相関性にもとづく"口腔保健と全人的健康"とに関する診断法の作成―質問紙法形式による調査表質問項目の抽出―．日本口腔科学会雑誌（抄）48（6）：631，1999

VII. 歯科患者の受診動機

都　温彦

A．患者のニーズ

　多くの患者は，多かれ少なかれ病気や死に対する不安をもっている。あるいは過去の歯科治療の体験から医療や歯科医師に対して信頼感を持っている者もいれば，不信感を持っている場合もある。また，病気に関連して経済的，あるいは仕事上の問題について悩んだり，患者自身の医療知識によって病気や処置に関する自己流の判断や解釈をもっていることもある。患者は，このような複雑で不安定な感情を抱いて，外見上は病気の治療を求めて受診してくる。

　われわれが，このような患者の感情やニーズ（要求）などの内面を無視して対応すると，その場では診断や治療に対して表面的に納得や了解を示していたのに，帰りにはその足で他院を訪れたり，来なくなってしまう理由になる。

　社会的に，患者は歯科医師を選択して診察を受ける権利をもっており，歯科医師は患者の要求によって治療する義務を荷っている。このような現代の社会状況において，患者は歯科疾患に対する治療的要求と社会からの逃避的要求，そして複雑な感情と過敏な反応性を秘めて，歯科医師が設定した治療場面に，入ってくるわけである。

　最初，医師―患者関係は感情的交流を避けた，できるだけ理性的なとりかわ

しがなされる。しかし，患者がどのような要求をもって受診してきたかを知るためには，心理的な面にまで接触しなければ明らかにならない。このようなことから，患者を理解する正しい面接技法を知ることは歯科医学にとっても必要である。

歯科診療を通して生じた歯科医師の医師―患者関係においては，完全に信頼感や安心感をもった好ましい状態の場合や，まったく歯科医師に依存しきれない場合などがみられる。そして患者によっては，ついに敵意を示し，法的に対立する不幸な場合も生じる。このような患者の反応には，医師―患者関係における歯科医師側の医術の程度や態度，そして患者のニーズに対する歯科医師の対応の仕方などに原因があると考えられる。

人間は大人になっても，病気になったり，高齢化したり，社会あるいは家庭的問題で悩む不遇な状態になると，人に頼りたい，かまわれたい，大事にされたい，という気持ちが強くなる。同時に，他人が自分に示す態度に対してひどく敏感に受けとるようになる。特に，人間が病気で苦しむ時には，このような気持ちが強くなっていると考えてよい。普段は客観的で安定した人でも病気になると自己中心的になり，ものごとに対する解釈や判断も主観的になりがちである。

このようなところに，歯科医師が行った当然の処置や会話についても感情的な食い違いが生じるのである。

筆者の経験例をあげると，脳梗塞のため車椅子生活を送っている男性患者83歳，剣道8段，見るからに偉丈夫な風格をもっている。

その患者に対して，治療者の感じから「お元気そうですね」と問いかけたところ，「何が元気か」という迫力を込めた答えが返ってきた。このことは患者の立場からみると自分が元気であれば，何も車椅子に乗って治療者の前に現れることはないという憤懣を表していると思えた。このような場合の問い掛けや対応はどのようにすべきであろうか。

患者の立場や状況に合わせた対応と挨拶が相応しい。例えば「こんにちは」だけの言葉でもよいかもしれない。患者に気をつかって言ったことが余計なこととして相手の心を逆撫でする場合がある。

多数の患者を診察しなければならない臨床医にとって，自分を正常な心理状

態に保ち，それぞれの患者の病気を評価し，間違いのないように治療を行うことだけでも大変である。しかし，歯科医師自身が医療状況に慣れたり，歯科医療者間のレベルで，あるいは性格的，人間的態度を現わしたりすることがある。不十分な理解で患者をおしはかったり，説得することは，患者からの思わぬ誤解や反発を買う危険があるので，心すべきである。患者側に立った根気強い親切な説明と説得が必要であり，そうすることによって両者間の交流，理解が生まれ，了解のうえにたった治療が進められる。

治療者側は，同一の患者に対しても，ある時には人間として対等な交流がなされなくてはならないし，ある時には病気や治療に対する誤解・知識不足などから，退行した幼児感情や不安定な言動を示す場合があるので，父親的あるいは母親的態度をもって接する必要が生じる。このような治療場面において，患者に接し，対応していく医師側の態度や考え方はさまざまであると考えられる。

医師―患者関係は，患者の心の安らぎ方，症状の治癒経過や予後，痛みの感じ方，投薬効果，医事訴訟などの臨床的問題と関連性がもたれる。

歯科を訪れてきた患者には，受診動機となった主訴に関することと，それに伴う心理的，社会的，経済的な，いろいろなニーズが存在する。治療者側が患者のニーズを配慮することなしに，主訴のみに対応して診断・治療を行うと，局所的によい治療が行われていても，結果的には患者が不満をもったり，予後が悪い場合がある。

ここで，福岡大学病院歯科口腔外科外来患者（6219 例）のおもな受診動機を表に示すと次の通りである[1]（**表 5**）。

この表から，歯科疾患の治療に対して患者が求めるニーズは，口の中に痛みがなく，よく噛めること，早めの治療，口腔の健康感，楽しい食生活などであると考えられる。なお生命にかかわるという受診動機をもつ 133 名の患者について疾患の内訳をみると，急性歯根膜炎 10％，慢性辺縁性歯周疾患（歯槽膿漏症）9％，顎骨炎症 8％であった。一方，生命にかかわる悪性腫瘍患者の受診動機についてみると，痛み，よく噛めない，口腔の感覚が不愉快，食生活が楽しくない，などであった。このことは，疾患に対する自覚症状や不安・恐怖などの情緒反応が，実際の器質的病変の重篤性の程度に応じて訴えられていないという実態を示唆している。

表 5　おもな受診動機

順位	受診動機	百分率（％）
1	痛み	57.9
2	よく嚙めない	33.5
3	早めの治療が大事	31.4
4	健康のことが気になる	23.7
5	口の感覚が不愉快	22.4
6	食生活が楽しくない	20.6
7	検診や他人から受診をすすめられた	10.9
※	生命にかかわる	2.4

（複数回答による）
（都　温彦：歯科臨床のための心身医学―患者と症状の人間的理解―．金原出版，東京，12-19，1986 より引用）

B．受診動機と疾患との関係

1．受診動機と症状と疾患について

　患者の受診動機となった主訴を疾患別に知ることは患者理解に役立つ．新来患者について調査を行い，複数回答で得た頻度の高い症状の受診動機をとりあげ，それと疾患との関係を臨床統計的に観察した．

　それぞれの症状の受診動機における疾患の頻度については，男女ともほぼ同じ傾向であった．百分率は男女の平均を示している．

（1）痛むから

　受診動機の頻度は，歯科心身症の頻度が75％でもっとも高く，次が口腔外科的疾患が65％，保存的疾患が60％，補綴的疾患が40％の順になっていた．

（2）よく嚙めない

　補綴的疾患が62％でもっとも高く，次が保存的疾患が30％，口腔外科的疾患

が28％，歯科矯正が15％の順になっていた。

（3）早めの治療が大切

予防歯科的処置が約60％でもっとも高く，次が歯科矯正が45％，歯科心身症と保存的疾患が35％，口腔外科的疾患が30％，補綴的疾患が20％の順になっていた。

（4）健康のことが気になる

予防歯科的処置が40％でもっとも高く，他は20％前後であった。

（5）食生活が楽しくない

補綴的疾患が32％でもっとも高く，次が保存的疾患が20％，口腔外科的疾患が20％，予防歯科的処置が13％，歯科心身症が8％，歯科矯正が3％の順になっていた。

（6）みかけが悪い

歯科矯正が53％でもっとも高く，次が歯科心身症が23％，補綴的疾患が22％，そして口腔外科・保存的疾患が9％の順になっていた。

（7）生命にかかわる

男性の歯科心身症の12％を除く他はすべて5％以下を示しており，この頻度は全疾患にわたってもっとも低かった。"生命にかかわるから"という受診動機は稀であるが，このような患者にはその理由について，心理的配慮が必要であろう。

2．受診動機に関連する疾患について

歯科臨床において，特徴的な受診動機をとりあげ，それに関連する疾患を観察した。観察方法は，新来患者総数について，それぞれの受診動機の百分率を求めた。次に，これらの百分率を基準にして，各疾患について同じ受診動機の

百分率が，危険率1％以下で有意に高い頻度を示した疾患を抽出した。

（1）痛み

"痛み"の受診動機の頻度は57％であり，この受診動機を統計学的に有意に超える疾患は急性根尖性歯周組織炎（70％），急性顎骨炎症（70％），急性歯髄炎（64％），急性智歯周囲炎（63％）などであった。これらの疾患は「痛みを受診動機」とすることが多い疾患であるといえる。器質的病変に対する治療だけでなく，まずは痛みの苦痛に対する処置や配慮が患者のニーズに応える治療であるといえよう。

（2）よく噛めない

受診動機の頻度は33％であり，この受診動機を有意に超える疾患は歯牙欠損（71％），新鮮顎骨骨折（67％），義歯不適合（67％），臼歯部補綴物破損・不適合(58％)，慢性辺縁性歯周疾患・歯槽膿漏(44％)，慢性根尖性歯周組織炎(42％)などであった。これらの疾患は「よく噛めないことを受診動機」とすることが多い疾患である。したがって，これらの疾患については，治療の最終ゴールとして"よく噛める"ように配慮することが患者のニーズに応える治療といえよう。

（3）食生活が楽しくない

受診動機の頻度は20％であり，この受診動機を有意に超える疾患は歯科治療時において，いわゆる脳貧血発作の既往がある者（脳貧血経験者）（45％），歯牙欠損（41％），臼歯部補綴物破損・不適合（35％），義歯不適合（33％），新鮮顎骨骨折（32％）などであった。これらの疾患は，「食生活が楽しくないことを受診動機」とすることが多い疾患であるといえる。脳貧血発作経験者については，歯科治療恐怖を生じ，罹患歯を放置しているものが多い。このために食生活が楽しくないといえる。したがって，これらの疾患については治療の最終ゴールとして，"食生活が楽しくなる"ように配慮することが患者のニーズに応える治療といえよう。

(4) みかけが悪い

　受診動機の頻度は12%であり，この受診動機を有意に超える疾患は歯科矯正 (53%)，前歯部補綴 (52%)，前歯部歯牙脱臼 (42%)，前歯部歯牙破折 (38%)，顎骨骨折 (25%)，歯牙欠損 (25%) であった。これらの疾患は「みかけが悪いことを受診動機」とすることが多い疾患であるといえる。したがって，みかけについても患者が満足する配慮が患者のニーズに応える治療といえよう。

(5) 生命にかかわる

　受診動機の頻度は低く，2.4%であり，この受診動機を有意に超える疾患は低頻度であるが，脳貧血経験者 (15%)，顎骨炎症 (10%)，口腔粘膜疾患 (10%)，歯牙欠損 (6%) などであった。これらの疾患は「生命にかかわるのではないかということを受診動機」とすることが多い疾患であるといえる。したがって，このような患者に対しては，疾患や症状，治療法の説明だけではなく，生命にかかわるような重篤性の有無についても説明を行い，不安や恐怖を解消することが患者のニーズへの対応になろう。

文献

1) 都　温彦：歯科臨床のための心身医学―患者と症状の人間的理解―．金原出版，東京，12-19，1986

VIII. 訴えと身体的変化

都　温彦

歯科臨床に際して患者の"訴えと口腔の身体的所見"との間には次のような関係が認められる[1]。

A．訴えに対する器質的変化が認められるもの
①訴えの部位に一致して認められるもの
②訴えの部位から離れて認められるもの（関連痛や流注膿瘍など）
B．訴えに対する機能的変化が認められるもの
C．訴えに対する身体的変化が認められるが，心理的重なりも考慮すべきもの
D．訴えに対する器質的あるいは機能的変化がほとんど認められず心理的因子を考慮すべきもの

AからDまでの分類における男女別の頻度は次の図に示す通りである（図10）。

分類のA群では男性92％，女性84％であり，男性の方が女性より多く認められた。

B群では男性4％，女性7％，C群では男性1％，女性3％，D群では男性2％女性6％であり，女性の方がいずれもやや高く認められた。

年齢的観察では次の図に示す通りである（図11）。A群では男女とも平均41歳，B群では男性の平均35歳，女性37歳であり，女性の方がやや高かった。C群では男性40歳，女性52歳で女性の方が高く，D群では男性38歳，女性55歳でC群と同様に女性の年齢の方が高くなっていた。

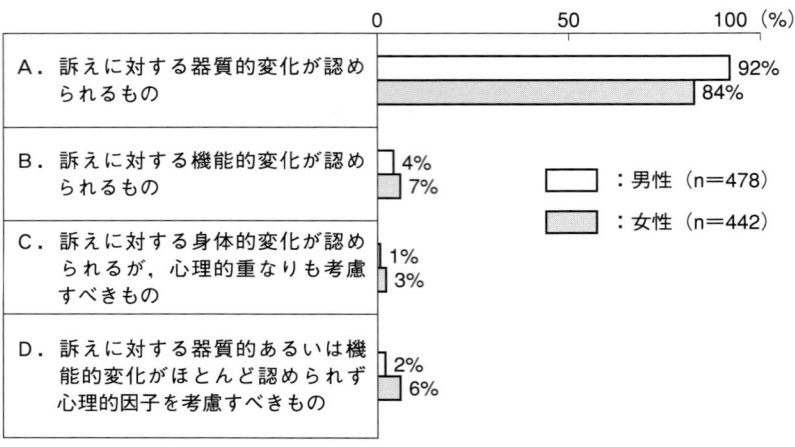

図 10 各群の男女別頻度

- A．訴えに対する器質的変化が認められるもの　男性 92%／女性 84%
- B．訴えに対する機能的変化が認められるもの　男性 4%／女性 7%
- C．訴えに対する身体的変化が認められるが，心理的重なりも考慮すべきもの　男性 1%／女性 3%
- D．訴えに対する器質的あるいは機能的変化がほとんど認められず心理的因子を考慮すべきもの　男性 2%／女性 6%

□：男性（n=478）　■：女性（n=442）

(都　温彦：歯科臨床のための心身医学―患者と症状の人間的理解―. 金原出版, 東京, 19-22, 1986 より引用)

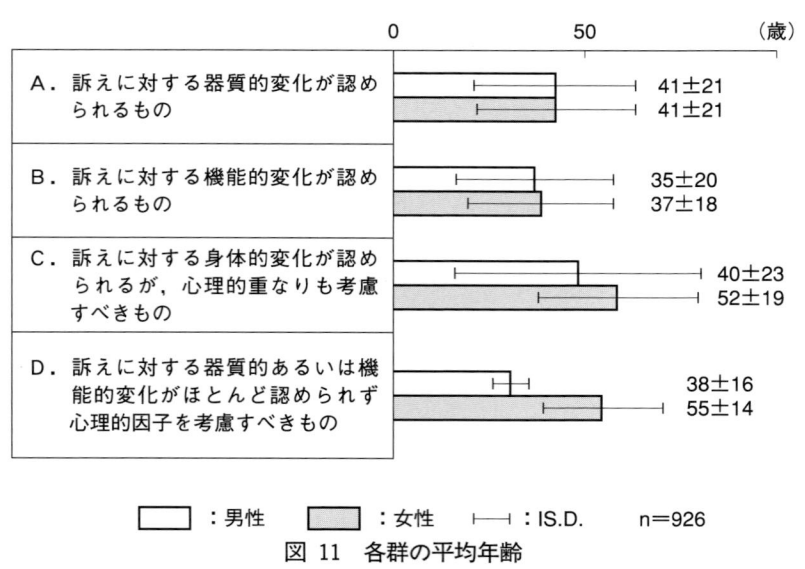

図 11 各群の平均年齢（歳）

- A．訴えに対する器質的変化が認められるもの　男性 41±21／女性 41±21
- B．訴えに対する機能的変化が認められるもの　男性 35±20／女性 37±18
- C．訴えに対する身体的変化が認められるが，心理的重なりも考慮すべきもの　男性 40±23／女性 52±19
- D．訴えに対する器質的あるいは機能的変化がほとんど認められず心理的因子を考慮すべきもの　男性 38±16／女性 55±14

□：男性　■：女性　├─┤：1S.D.　n=926

(都　温彦：歯科臨床のための心身医学―患者と症状の人間的理解―. 金原出版, 東京, 19-22, 1986 より引用)

一般的に歯科臨床において歯科医師は器質的疾患に対応する機会が多い。そこで器質的原因のみに目をうばわれたり，考えてしまいやすい。目に見えない患者の心や背景についても考慮して患者や症状に対応することが大事である。そのためには患者の精神面や心理社会面における知識や理解，臨床的対応力が求められる。ここでとりあげた訴えと身体的変化との関係からみると，A 群とB 群とを合わせた全体の約 94％程度が身体面の器質的・機能的病変に対応することになると考えられる。もちろんこの場合，患者のニーズや医師―患者関係における心理社会的背景や生活習慣との関係について配慮することを忘れてはならない。そして，あとの約 6〜7％の患者において訴えと心理社会的因子の関係を考慮して慎重な心身医学的対応が図られる必要がある。

文　献
1）都　温彦：歯科臨床のための心身医学―患者と症状の人間的理解―．金原出版，東京，19-22，1986

IX. 歯科患者の訴えについて

都　温彦

　良医は，患者の訴えに耳を傾けるよき聞き手であるといわれる。その一方では，患者の訴えは主観的で，客観的には，あてにならないものとしておろそかにされる面もある。しかし，患者と歯科医師との出会いと交流は，まず患者側の"訴え"から始まる。訴えからは，主訴や病歴・自覚症状・病悩・ニーズ・知性・性格・生活習慣などの人間的な情報が得られる。

　表現化された訴えは患者の過去・現在・将来を知る手掛りになる。訴えはそのまま受け取るだけではなくて，患者の訴えがもっている意味について解釈することが大事である。

　"訴える"ということには，カタルスシスすなわち，感情の表出という意味がある。患者は訴えることによって自己洞察の機会を得て，自分を客観視することができる。また情緒的，心理的緊張を軽減して心身の状態や行動を安定させる働きがある。したがって，執拗な訴えをする患者は，それだけ心理的問題や緊張をもっている人であるといえよう。

　治療者側は患者の訴えをよく聞いて，現在のありのままの姿を受容したり，患者が主観的な訴えに陥っている場合には，それを解釈してあげるような対応が良い医師—患者関係を作るために役立つ。

　歯科臨床においてみられる訴えの内容について述べてみたい[1,2]。

A．不定愁訴について

　不定愁訴は本来，内科領域における疾病概念である。いろいろな身体的愁訴に対して既知の精密な検査を行っても，その愁訴を説明するにたる原因が認められない，あるいはそれに見合う器質的，機能的病変がないものを一括して"不定愁訴 (unidentified complaints)"と呼んでいる[3~7]。歯科医療においてこのような訴えをする患者は，うるさい・面倒くさいとして傍らにおかれやすい。

　不定愁訴を示すような患者について，治療者がその訴えの多彩さに惑わされたり，あるいは変わった患者とみなして対応してしまうことになりやすい。

　愁訴には全身性愁訴，神経筋性愁訴，心血管性愁訴，胃腸性愁訴などがあり，不定愁訴はこれらの組み合わせで多愁訴性に表現されるのが特徴とされている。

　このような患者については，医師―患者関係のトラブル，歯石除去による知覚過敏，補綴処置後これまでと違った咬合の変化による違和感，長時間の開口状態など，歯科治療を契機にして不定愁訴が生じ，日常生活もままならないという社会的不適応を生じた例もみられる。

　性格面では神経症的，過敏，不安定な感情の人が多い。また社会の第一線で仕事に励み過ぎて心身ともに疲れた状態，すなわち仕事に過剰適応して生じたと考えられる人もいる。このような患者への対応については，そこに歯科的処置を要する器質的病変が認められたとしても，いきなり不可逆的な補綴や外科的処置などを行わない方がよい。まず，訴えをよく聞いて患者心理の理解と安定を図りながら，保存的処置にとどめた治療を行い，経過を観察すべきである。そして，愁訴とそこにみられる口腔の器質的病変との関連性を確かめる。特に，補綴的処置については，まず暫間的な補綴物で可逆的な状態にして様子をみる。そして，不定愁訴が現れないことを確かめたうえで本格的処置を行うことである。

　次に，患者の訴えにまきこまれたり，いらいらしてしまい，治療者側が心理的反応を起こして医療的態度を捨てて患者と対等になり，叱りつけたり，けんか別れをしないことである。

B．執拗な訴え

"執拗と感じられるような訴え"をあげてみると，
　①自己中心的に述べられている場合
　②多種多様なくどくどしい訴え
　③同じことを何回も質問して確かめる
　④簡単でわかりきったことを繰り返して訴える
　⑤聞く方の立場としては了解不可能と写る訴えを患者は正しいと確信しており，その間違いを説得できない場合
　⑥現在の症状を過去の治療と結びつけて，医原性に責任転嫁して訴える場合
　⑦患者の行動・性格面にしつこさを感じるような場合

　そして，これらの訴えに見合うだけの器質的病変が認められない場合においては，いっそう執拗な感じが強められる。しかし，執拗な訴えのない寡黙な人が心の中では執拗な訴えを叫び続けている場合もあることを忘れてはならない。

　執拗な訴えがなされる場合の原因については次のような場合が考えられる。

1．患者の現実や真実が，正しく歯科医師に受け入れられていないとき

　実際，患者には器質的病変が存在するにもかかわらず，それが見落とされて，歯科医師側からは「気持ちの問題」としてとりあってもらえない場合である。このような症例には関連痛として原因歯の隣在歯や対合歯に訴えられた歯髄炎の激痛発作，X線に写らない歯冠や歯根の亀裂破折，歯間部への食片や異物の嵌入，義歯床下の歯槽骨の鋭線や骨隆起，あるいは打撲と内出血斑，歯周組織と流注膿瘍などにみられる原因歯の病変と異所性への病変との合併などがある。

2. 患者がものごとにどうしようもなくこだわったり，とらわれたりする場合

このような患者の性格の代表として，強迫性格や執着性格などがあげられる。強迫症状は自分では不合理であるとわかっていながら，自分の意志や抑えようとしても抑えられない観念や行動を言う。これを抑えようとすればするほど，不安が起こってくる。一般的に，強迫的に現れる観念を強迫観念といい，強迫的になされる行為を強迫行為と呼んでいる。

"訴え"については，ちょっとした疑問が気になって理由が知りたくなり，その理由を確かめないと気がすまなくなって質問を繰り返す場合，執拗な訴えになりやすい。

強迫性格の特徴としては，几帳面，秩序を重んじる，良心的，責任感が強く，柔軟性に欠ける，自己不確実などがあげられる。

3. 心気症的傾向が強い場合

自分の体の状態に，いつも注意集中して実際に病気ではないのに病気があると思って悩むことを心気症（hypochondria）と呼んでいる。このような患者は，口腔に関する病歴や症状などを細かく，しつこく繰り返して訴える。治療者の意見や考え，説明などには耳をかそうとしない。治療者が患者の訴えを聞き入れるときりがなく，心気症的訴えのエネルギーに圧倒されてしまう感じがある。

4. 知能障害がある場合

治療者側が述べる病気や症状，治療についての説明が十分理解できないために不安を生じ，何回も同じことを質問する場合がある。このような場合は正常な子どもにもみられる。

5. 妄　　想

　精神分裂病（統合失調症）の患者が口腔に関する妄想をもつ場合がある。「歯列や咬合の審美性」「口臭」「歯」の症状などに関するものがみられる場合がある。

　例えば「歯並びが悪いので周りの人が自分を避けている。陰口を言っている」とか，「口臭があるので人が自分を嫌っている」などの訴えである。このような患者は自分の考えについての主張が頑固であり，いくら説明や説得を行っても納得が得られず，自分の考えに確信を持っているように思える。また治療により他覚的所見が改善されたにもかかわらず，なお訴えは以前と同様変わらないことがある。

　この他，口腔症状に対する妄想の訴えとしては齲蝕歯を指摘しても齲蝕とは認めず，「これはむし歯じゃない。夜中に針で歯を刺す人がいて，それからなった」，齲蝕のために崩壊した歯牙に対し，「なんともない歯を夜中に他の患者に折られた」「ネズミに夜中かじられた」「当直の○○先生が夜中に奥歯に穴を開けた」「夜，テレパシーセンターからの電波で歯がやられた」というように，いずれも夜中に何ものかにより歯牙に危害を加えられたと訴えるケースもあった。

　また，「栄養を十分に摂れば，自分は他の人と違って歯が三度萌えるので汚い歯は抜いて下さい」「僕の歯を抜けば，世界が大変なことになる」といった妄想性内容を持った訴えをする患者もいる。

　訴え自体の内容は比較的単純であるが，治療者側からみると了解不可能で説得ができない。患者もまたそのように信じ込んでいるので頑固である。同じことを繰り返し訴えるので執拗な訴えとして感じる。

6．polysurgery の場合

　polysurgery 患者の訴えは，心因性疼痛に対して痛みの原因が器質的病変によるものと確信して，外科的処置を望み，行わせようとするものである。執拗な訴えの代表ともいえる。

臨床的に，執拗な訴えは患者側にも，また執拗と感じる受け取る側にも問題がある。すなわち，聞く方にとって"執拗な訴え"は，かえって同情心がわかない，いらいらする，うんざりした気持ちや拒否感すら起こす場合があるからである。このような感情をもって患者に接する場合の治療者としての心や態度に注意しなければならない。

　なぜ，このような"訴え方"をするのかという原因の追求が大事である。その理由が理解できれば，執拗な訴え方をする患者への対応も精神的に楽になってくる。

7．痴呆患者

　一見，正常な人たちと変わらない服装や表情，態度を示しながら説明に対する了解が得られていなかったり，約束が守られなかったり，同じような主張を繰り返す場合がある。

8．恐怖を訴える患者

　恐怖は外的な危険に対する反応であるといわれる。恐怖心には恐怖を引き起こす対象から逃げたい，あるいは対象に対する怒りの気持ちが伴っている。一方，不安は漠然とした恐怖を指しており，不安を引き起こす，はっきりした原因がない場合を意味している。不安と恐怖はしばしば混在しており，また区別できない状態で存在したりする。

　動物の場合では，恐怖が強いために，その場を逃れようとしたり，怒りの攻撃行動を示す場合がみられる。

　恐怖の"訴え"の多少と実際引き起こされている恐怖心の量とは，必ずしも一致していない。恐怖や不安が存在する場合，そのことをよく訴えて，適応しようとする人は血圧や脈拍などに現れる生理的影響が少なく，反対に抑制をして示さない人では生理的影響は大きいようである。

　臨床的には，訴えられている恐怖心よりも，むしろ訴えられていない恐怖心の方が問題である。訴えによって表わされた恐怖心については問診によって，

その原因を知り，それに適した対応を行えばよい。

　一方，訴えられていない恐怖心については，それがない人だと思わないことである。対応としては，患者が自分の恐怖心を自由に言語や行動に表現できるように配慮して，恐怖の対象を受容できるように徐々にならしていくことである。同時に，患者の病状や処置内容を説明して了解させる。そして優しく，リラックスさせながら根気よく励ましながら治療することが，大事である。最初から強引に，強制的に対応することは失敗の原因になる。

C．うつ状態や躁状態の患者

　うつ状態の患者が歯科治療室に腰掛ける表情などを観察すると，言葉数も少なく，元気もなく見るからも憂うつそうである。反対に躁状態の患者では，そわそわと落ち着きがなく，上機嫌な様子で冗談を言ったり，歯科治療に関係があること，ないことをおかまいなしに次から次へとペラペラと喋りたがるような傾向がある。口を開かせて治療を行う機会や契機を得るのに困難な場合がある。

D．神経症患者について

　神経症と診断された患者については，訴えの内容が非常に細かく過敏な感じを受ける。例えば，「歯が時々ウジウジする」，抜歯後10日を経過し創の治癒がみられるにもかかわらず，「抜歯後の麻酔のあとが，ずっとジクジクしている」など，痛みというより違和感に近い愁訴を不安げに訴えたことがある。このような訴えもよく聞き入れ，異常のないことや心配のないことを説明し不安を取り除くようにすると，徐々に訴えは消失していくようである。このような患者は治療者の言葉に熱心に耳を傾けたり，治療者の態度などを注意深く観察して

いることが多い。

E．精神薄弱患者やてんかん性精神病患者について

　精神薄弱患者やてんかん性精神病患者で知能が低い例では，一般的に人なつこく，最初は歯科治療を恐がり嫌がっても，慣れてくると治療を受けることを好むようになる場合もある。「次はいつ，次はいつ」と，次回の受診日を心待ちしている様子がみられたり，頻回に受診したがる患者もいる。また前歯の治療などで，自然歯の色に近いレジン冠よりも，むしろ金属冠をわざわざ希望する患者が多いように思われる。また人工歯の装着物を病棟の看護師や患者にみせびらかすような傾向もみうけられるようである。

F．老人患者について

　精神科に入院中の老人患者では「歯が悪く御飯が食べられないので困る」「歯がないので粥食を食べているが，お腹がすくのでなんとか常食を食べられるようになりたい」といった食事に関する訴えが多い。年齢的にも歯牙の欠損数が多くなり義歯適応症の患者が多い。装着に際しては上下の義歯を間違えて入れようとしたり，正しい咬合で嚙むことができないなど義歯という人工装置にうまく適応できにくい面もある。特に痴呆の進んだ患者はその傾向が強いように思われる。

文　献

1）都　温彦：歯科臨床のための心身医学—患者と症状の人間的理解—. 金原出版，東京，25-44，1986
2）太田洋子, 都　温彦：歯科治療における精神科患者の印象と口腔所見について.

日本精神病院協会月報，第 8 号（通刊 212）：29-31，1979
3）阿部達夫：ビタミンと臨床．日内会誌 54（9）：989-1006，1965
4）阿部達夫：自律神経失調症．自律神経 13（2）：84-93，1976
5）筒井末春：不定愁訴—初診から管理まで—．医学図書出版，東京，1973
6）阿部達夫：不定愁訴症候群の心身医学的考察．心身医 19（1）：5-13，1979
7）阿部達夫，坪井康次：全身倦怠．総合臨床 31（2）：279-282，1982

X．医事紛争

福田　仁一

A．医事紛争の現状

　医事紛争や医療事故の発生は，医師・歯科医師に限らず，医療関係者なら誰しもが避けたいと願っているものである．しかし，現実には患者とのトラブルは後を立たないどころか，昨今は治療ミスや手術ミスのみならず種々の医療事故の報道が毎日のようにテレビや新聞を賑わせている．
　このような紛争が増加する原因として，まず，現代の情報化社会で人々がいろいろなメディアを媒体として，医学情報を簡単にしかも豊富に得る機会が多くなったことで，医師の専門性が崩れる一方で，患者の権利意識が向上してきたことがあげられる．また，医療の進歩に対する患者側の過剰な期待と医療の現状とのギャップが大きくなっていることも医師と患者の距離を広げる要因となっている．さらに，昨今の厳しい医療情勢のなかで医業経営を考えるあまりに患者との間で精神的，時間的ゆとりがなくなり，医師―患者関係が希薄なものになってきた傾向も否定できない．

B．医療紛争例

1．医療トラブルについて

　医療トラブルの発生する事例を見ると，もっとも多いトラブルは組織の損傷である。これはスケーラーや研磨器具などにより顔面，歯肉，口腔粘膜を傷つけるものである。また，根管治療薬やエッチング液などの薬品や薬剤による口腔粘膜の損傷もある。このトラブルは歯科医師だけでないので，アシスタントをするスタッフにも十分な指導が必要となる。

　次いで多く見られるのは誤嚥，誤飲である。なかでもリーマー，ファイル，インレー，クラウンを飲み込ませることが多い。飲み込んだ場所が呼吸器系か消化器系かで対応が異なるので，迅速かつ正確な判断が必要となる。そのためには救急時の対処を知っておくことである。

　次に多く見られるのが，抜歯に関する事故である。局所麻酔注射後や抜歯後の知覚麻痺や鈍麻の発現，誤抜歯，抜歯による上顎洞との交通，歯根が上顎洞や下顎隙に迷入，皮下気腫，術後感染や術後出血などである。

　その他に衣服の損傷や薬疹がある。衣服の損傷は気がつかないうちに薬品を衣服の上に落としていることがある。これは患者の衣服の上にタオルをかぶせるなどで対応できる。薬疹については投与前の問診と薬疹出現後の対応がその後のトラブル処理の成否となる。

　最近，増加の傾向にあるのが，インプラントに関係した事故である。手術部付近の神経の麻痺や鈍麻，上部構造の脱落，痛くて噛めない，インプラント本体の撤去など多岐にわたっている。特にインプラント医療は保険外診療で，かつ高額な医療費を払って治療を受けているので，紛争へ進むケースが多い。

2．事　　例

（1）誤抜歯

　誤抜歯の事例を見ていると，事故発生の原因として，左右を間違えたり，隣在歯と一括抜去したり，残根に歯肉がかぶっているのを見落とすなどが考えら

れる。予防としては抜歯部位を患者はもちろん指示を出した者と確認する。また，ほとんどの症例でX線写真を撮影しているはずであるから，術前に改めて確認することが肝要である。このような事例は，医療の基本を忘れているの一言に尽きる。

　発生後の対応としては，明確な説明をすること。すなわち発生したことの理由を患者が理解できるように説明し，責任逃れと思われるような言動は慎むべきである。さらに局所の対応として，再殖できる歯であれば再殖を試みる価値はある。また，欠損部は補綴的に修復することになるが，歯科医師への不信感を伴っているので対患者関係を修復するのは困難なことが多い。

（2）抜歯後の知覚麻痺

　下顎埋伏智歯の抜歯後に患者が口唇や舌の知覚異常を訴えてくることで主治医が気付くことが多い。その際，翌日は知覚が鈍っていても，患者はまだ麻酔が効いていると思っているので，数日たってから訴えてくることもある。麻痺に対してはできるだけ早い対応が回復の鍵となるので，主治医は翌日の後処置のときに問診すべき項目の一つである。また，術翌日に患者が訴えているにもかかわらず詳しい説明もなく，経過を診るなどの指示をしていると予後が不良となるばかりでなく，トラブルになりやすい。

　発生後の対応としては，早期からの神経賦活剤の投与や交感神経ブロックなどの治療を積極的に行うことが大切であるが，症状固定がされているものに対してはペインクリニックなどの専門科へ紹介したほうがよい。

（3）抜歯時皮下気腫

　埋伏智歯抜歯時の皮下気腫は埋伏歯周囲の骨の削除や歯の分割にタービンを使用している時に発生することが多い。主治医は気腫が起こったことに気づかず，抜歯後に頬部，上，下眼瞼部が腫脹していることで気づく。腫脹の範囲は顔面だけでなく，頸部や胸部にまで至っていることが多いので，患者は一層不安を募らせる。患者は何か失敗したのではないかと思うので，気腫の成因について正確に説明することが重要である。また，発生後の処置などについては，安静にすること，7～10日で治ること，治療として組織の空隙に入った空気から

の感染予防に抗菌薬を投与することなどの説明が必要である。

　特に，患者の言動のなかで，「目の周りが腫れているので眼帯をしたいのでその費用を払ってくれ」「こんな顔では勤めにいけない」などの訴えが出るようであれば，主治医だけでなく，もし指導医がいるなら，指導医が再度説明することや陳謝することで高揚していた気分は落ちついてくる。

（4）抜歯時根迷入

　上顎洞に近接している第二小臼歯や大臼歯の抜歯のときに，歯根が上顎洞へ迷入することがある。下顎では智歯の歯根が顎下隙に迷入することがある。いずれも根尖部の骨壁が大変薄い場合に起こるので，「ヘーベルで脱臼操作をしようとしたら，何ら抵抗なく落ちた」と経験者は言う。

　上顎洞への迷入はかなりの確率で起こるので，歯科用X線写真で根尖部の骨壁の厚みを確認し，その疑いがあればあらかじめ説明が必要である。できるなら迷入した時の対応の方法まで説明しておくほうがよい。

　ある症例では，齲蝕による歯冠崩壊で保存不可能な上顎第一大臼歯の抜歯を行っていて，近心頬側根が上顎洞に迷入した。抜歯操作前にその危険性の説明はなされていなかった。事が起こった後で上顎洞へ入ったことの説明と今後の対応として大学病院で治療を受ける必要性を説明し，投薬をして帰宅させた。翌日，患者は他の口腔外科標榜の歯科医院を受診し，そこで全身麻酔による手術の必要性と費用の説明を受けた。しかし，患者は最初の歯科医院で大学病院への紹介状をもらって大学病院を受診した。

　患者は，「抜歯のとき，このようなことがよく起こるのですか？」と質問した。患者は最初の歯科医への不信感を抱きながらも，他の歯科医院でも治療については同じ説明であったため，その後の処置については不満を漏らすことはなかった。入院治療費は抜歯を行った歯科医院が負担した。

（5）抜歯後感染

　下顎埋伏智歯の抜歯を行ったところ，術後わずかな出血を認めたが，圧迫止血を指示し帰宅させた。翌日，頬部の腫脹は著明になっていたが，前日投与した抗菌薬と抗炎症剤の継続投与を指示した。術後2日目には腫脹はさらに著明

となり，頬部には内出血による皮膚着色と発赤を認め，皮膚は光沢を呈してきた。全身倦怠，発熱，開口障害を認めるため大学病院を受診した。入院後，抗菌薬の点滴投与による消炎療法を開始したが，第2病日には，抜歯窩周囲に膿の貯留を認めたため，切開，排膿を行い，同部の洗浄を繰り返した。その後，症状は消退に向かい13病日に退院した。患者は抜歯により入院治療にまで進んだことに対して不満を漏らしながらも，訴訟にまでは進まなかった。このケースでは，患者に対して随時の説明がトラブルを避けたものと考えられる。

(6) 薬　　疹

左右の埋伏智歯抜歯が行われた症例で，2度目の抜歯後に薬疹が出た。初回の抜歯後に抗菌薬と抗炎症薬を投与したが，何ら異常を認めなかった。その3週後に反対側の抜歯を行い，初回と同じ投薬を行った。術後1日目，異常所見を認めなかったため術後6日目に抜糸のための予約をとって，帰宅させた。術後4日目に腫脹が引かないこと，疼痛がまだ続くこと，昨日から顔と首筋に発赤があり痒いことを訴えて，受診してきた。腫脹，疼痛は正常な経過をたどっていた。発赤に対して抗菌薬の投与は中止していたが，消炎酵素剤は継続投与していた。翌日，指導医が診察し，発疹が全身に広がっていたため，すべての投薬を中止し，皮膚科に治療を依頼した。

これに対して患者は，「昨日，主治医に言ったのに処置してくれなかった」と不満を訴えた。「1日対応が遅れたので薬疹が広がった。そのため3日間仕事ができなくなった。日当制なので休業中の費用を補償してほしい。アレルギーが出たのは自分の体質もあるので皮膚科での治療費や抜歯の治療費は自分で支払う」との申し出があった。

この事例は，経験の浅い主治医を患者が訴えたにもかかわらず，薬疹への診断と処置が遅れたことに不満を抱いたものである。アレルギーは自分の体質にあると言いながらも薬疹のため3日間働けなかったことの休業補償を求めたのは，明らかに医師―患者関係が確立されていなかったことによると思われる。

C. 紛争の予防のために

　歯科治療の根源は外科系であるので，非可逆的治療が主となることから，治療にはある程度の危険性がつきまとう．医事紛争は，許される範囲の危険かどうかという問題と医師—患者関係という人間関係の問題に集約される．

　治療に際しては事前に十分な説明と了解を得ることが大事である．まず主訴を解決する処置から手がけ，その後に他の部位の治療に移ることである．その時も行為ごとに患者に説明し了解をとるべきであろう．

　以下，医事紛争の予防に必要な事項をあげる．
　　①平素から医師—患者関係に注意する
　　②基本的な法的知識の習得
　　③心身症的な患者の鑑別・慎重な対応
　　④患者が納得できる説明（押し付けない）
　　⑤医療の不確実性を認識する
　　⑥クレームには冷静な対応をする（ゴタゴタを避けるためだけにただ謝るのは不適切である）
　　⑦患者の希望通りに処置すればよいとは限らない
　　⑧事後対応も非常に大切

　その他，参考文献などで実際の裁判事例や法律用語などを学んでおくことも有益である．しかし，いかに法的知識で武装しようとも，共感のない契約は不信を募らせるだけであり，医事紛争の危険を増幅することになりかねない．

　医事紛争を予防するためには，患者と歯科医師の間に信頼関係が構築されているか否かが一番重要な問題である．厳しい環境のなかでも，患者と共感し，ともに悩みながら診療を担当することは，すべての歯科医療の原点でもある．

文　献

1) 岡本欣司：判例と事例から診る歯科医事紛争の実態．日本歯科出版，東京，1986
2) 菅野耕毅，他；医事紛争はなぜ起こるのか？　歯科医療裁判を検証する．デンタルダイヤモンド別冊．デンタルダイヤモンド社，東京，1999
3) 大井賢一，木阪昌知：歯科医療倫理Q＆A．太陽出版，東京，2000

4) 深谷　翼：歯科医療事故の法的責任．クインテッセンス出版，東京，2001
5) 山内桂子，山内隆久：医療事故．朝日新聞社，東京，2001
6) 安達秀雄：医療危機管理．メディカル・サイエンス・インターナショナル，東京，2001
7) 酒井純範：医療紛争を減らす為の幾つかの提言．医療紛争症候群．株式会社青柳，北九州，2002
8) 野口耕一：医療紛争を起さない為には　もし紛争になったときには．社団法人福岡県医師会，福岡，2002
9) 福田仁一：医事紛争．歯科心身医学．日本歯科心身医学会，医歯薬出版，東京，2003

XI. 患者の表情

手島　将，都　温彦

　一般的に顔面表情には個人の感情や身体や心理社会的状況，さらには，その人の魂などの状態も表される。

　医療の場面における患者の表情にはいろいろな心の状態が表されている。患者の非言語的顔面の表情から，患者が何を物語ろうとしているかに気付いたり，読み取ることは，医療者としての重要な資質の一つであると考えられる。

　顔面表情に関する研究は，神経内科学，精神医学，ペインクリニック，歯科学，看護学，社会学，教育学，霊長類の行動神経研究など多方面にわたる領域においてみられる。

　心と表情との関係についてみると，幸福，嫌悪，驚き，悲しみ，怒り，恐れの表情を5ヵ国の人によって判定した結果は平均85％の一致率[1]を示していた。

　図12は横綱貴乃花が2001年夏場所の優勝決定戦で右膝の重傷にもかかわらず優勝した時の鬼神（仁王像）のごとき表情である。

　図13は，優勝のときとはうって変わった約1ヵ月後の穏やかな表情である。

　このように，顔面は人間の状況や心理状態，魂などが表情として表れやすい所である。ここで，当科の顎関節症患者に対する初診時の咀嚼指導前と，咀嚼指導後における顔面表情の統計学的観察の結果について述べる[2]。

　対象は，初診時における咀嚼指導前の顎関節症患者29名（男性10名，女性19名，平均年齢43.1歳），そして咀嚼指導後2週間以上経過した再来診察時の顎関節症患者21名（男性7名，女性14名，平均年齢42.9歳）である。

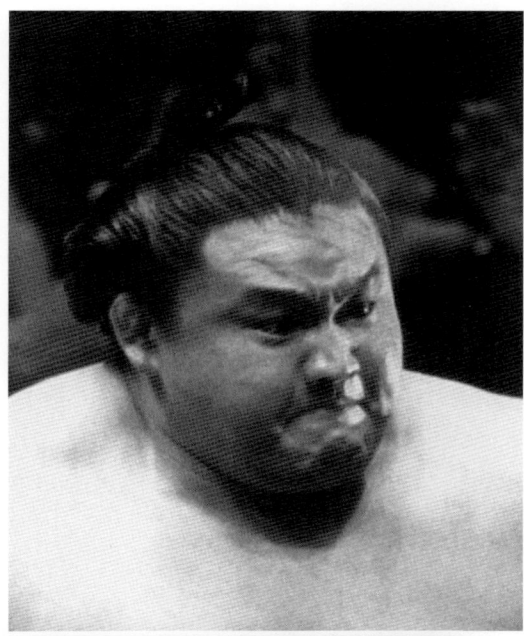

図 12 第 22 回目，優勝決定瞬時の貴乃花の表情
（東京新聞提供）

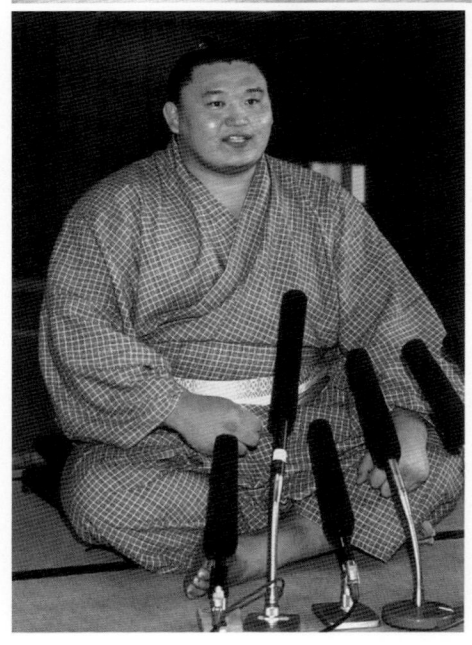

図 13 優勝から約 1 ヵ月後の貴乃花の穏やかな表情
（東京新聞提供）

表情の観察は，1人の患者に対して3人の観察者が観察を行い顎関節症患者の咀嚼指導前，後を比較した。そして両群間における百分率を x^2-test によって検討し5％以下の危険率で有意差が認められた表情項目を抽出した。

咀嚼指導後に増加した表情項目と咀嚼指導後に減少した表情項目と咀嚼指導前後において表情の変化が認められなかった項目，そして表情としての頻度が認められなかった項目の4種類を観察した。

咀嚼指導後に増加した表情項目は，"満足した表情，顔色が良い，咀嚼指導の指示内容の受容，指導者への信頼感，表情が軽快"などであった。咀嚼指導後に減少した表情項目は，"かたい・緊張した表情，表情が重い"などであった。

咀嚼指導の前，後において変化が認められなかった表情項目は"穏やか・落ち着いた表情，作り顔ではない本音の表情，適切な間合いを示す，表情の出方が自然，伏目・顔をそむけがち"などであった。これらの表情は，咀嚼指導の影響を受けない項目であると考えられた。

咀嚼指導前後に表情としての頻度が認められなかった表情項目は次の通りである。

"うっ憤を秘めた表情，情けない・ふがいない表情，悔しそうな表情，体の具合が悪そうな表情，憔悴した表情，歯を食いしばった表情，無我夢中の表情，諦めの表情，焦り・急いでいる表情，感情抑制・不安定・急変的表情など"であった。これらは顎関節症患者には認められない表情であると考えられた。

顎関節症患者の初診時の表情は，急性症状の患者に認められるような痛みに対する著明な表情や憔悴している表情などではなく，やや元気や活気が乏しい，軽度の不安や疲労のある表情が示唆された。

文　献

1) フロイド・E・ブルーム，他：脳の探検（下）脳から精神と行動を見る．（久保田　競，監訳，第10版），講談社，東京，43，1987
2) 手島　将，他：顔面表情の視覚的認知による顎関節症患者の特性に関する臨床的研究．日本歯科心身医学会雑誌（抄）17（21）：143-144，2002

XII. 歯科心身症の病態モデルの考察

豊福　明

　本症の病態について，ある患者は，「病気の時は，もうそのことしか考えていなかったし，早くこの歯をどうにかしてもらわないとどんどん身体まで悪くなってしまう，と焦り，嘆いていた」「身体全体が病気になっていたから，そういうふうにしか考えられないような回路になっていた．現に歯が悪かったし，身体がだるいのは事実だから，頭が回転しなかったし，自分ではどうしようもなくなっていた」と述べている．

　本稿ではこのような患者の表現や臨床症状ならびに治療に対する反応など歯科心身症の治療経験から得られたデータを基軸に，「歯科心身症の病態モデル」を考察してみたい．

　ここで感覚受容から意味の照合までの脳内情報処理過程を"認知"と定義すると，本症患者では歯根膜や咬筋の筋紡錘などから上向する口腔内の固有感覚の認知が障害されていることが示唆される．この障害は患者自身非常に苦痛に感じていながら言語化するのが困難な原始的な認知レベルの障害が想定される．

　さらに抗うつ薬への反応から，疼痛や咬合の異常感などの発症機序にセロトニンやノルアドレナリンなどの神経伝達物質系の異常が関与していることが推測される．脳内には数多くの神経伝達物質があり，単一の神経伝達物質や単一の脳部位の関与でこれらの多彩な症状が生じるとは考えにくい．しかし，三叉神経中脳路核ニューロンは，セロトニン，GABA，ドーパミン，ノルアドレナリンを伝達物質とするニューロンから入力を受けていることが報告されてい

る。これらの神経伝達物質が本症の口腔感覚の異常に関与している可能性があるのではないかと推測される。

　一方，口腔内の異常感などの自覚症状が長く続くと，患者は「何が原因だろう」とその原因を特定しようとする因果論的思考を働かせるようになる。つまり思考を司る大脳皮質の神経回路網が関与し，過去の記憶が動員され，症状についてのいろいろな情報を取り込み，さまざまな関連づけをはじめるようになる。このような思考を頻回に繰り返すことで，回路網全体の処理機構を変化させる可能性がある。このような過程で"歯（咬合）と全身症状の関連づけ"が形成されていくのではないかと考えられる。そして，このような因果論的思考は，大脳皮質の神経回路網の病態であり，下位神経系から上向する歪んだ感覚情報に対する上位中枢の自然な反応であるとも捉えられる。ゆえに抗うつ薬など薬物では治療効果が得られにくいのではないかと考えられる。以上のように本症は，脳内の神経伝達物質や受容体に関する生化学的異常と，思考や記憶との照合などに関する高次の脳機能の関与という二つの面を合わせ持った病態ではないかと考えられる。これらの口腔感覚の認知過程における障害が，患者特有の執拗な歯科治療要求として表出しているのではないかと考えられる。

文　献

1） アントニオ・R・ダマシオ（田中三彦，訳）：無意識の脳 自己意識の脳―身体と情動と感情の神秘．講談社，東京，2003
2） 坂田利家，大隈和喜：心身症モデルとしての肥満．心身医療 6：149-155，1994
3） 豊福　明：いわゆる口腔心身症の入院治療についての臨床的研究―治療技法の検討と病態仮説の構築について―．日歯心身 15：41-71，2000
4） 深町　建：続摂食異常症の治療．金剛出版，東京，1989

第2部

病態・疾患編

I. 心身医学的対応を要する歯科患者の症例

A. Polysurgery（頻回手術症）

都　温彦

　抜歯や抜髄後，そして歯や歯周組織に明らかな器質的病変が認められないにもかかわらず，執拗な痛みの愁訴が絶えず，抜歯や掻爬を希望する患者がいる。術後数日は愁訴が消え，抜歯や掻爬が痛みの治療に成功したかのごとく思わせるが，再び愁訴を生じるようになる。このような例を polysurgery[1,2] と呼んでいる。

　Polysurgery の訴えは，本来の心因性疼痛の原因が器質性病変によるものと確信して，外科的処置を望み，それを行わせようとするものである。このほか義歯装着後，歯肉に痛みを訴えて頻回に義歯を作り変えさせるような症例についても polysurgery 的習癖とみなすことができよう。

　当科の経験例の性比は1：6で女性に多く，年齢別では20～30歳代や60歳以上の人にも発症している。

　Polysurgery の発端となる症状は，器質的原因が認められない歯，歯槽骨，歯肉の痛みである。患者からこの痛みに対する原因的治療として，抜髄や抜歯，あるいは掻爬などの不可逆的な外科的処置が熱心に希望される。

　Polysurgery が起こる原因については，外科的処置を望む患者側の心理社会

的理由や外科的処置を行う主治医側の受け取り方や判断，性格的要素が存在し，その時の医師―患者関係の心理的力関係がpolysurgeryを決定している。すなわち痛みの器質的原因が認められないにもかかわらず，患者からの執拗な痛みの訴えがあり，同時に外科的処置の要望が主治医に対して意識的，あるいは誘惑的に働きかけられる。この時，主治医は痛みの器質的原因の存在に疑いをもちながらも患者の訴えに圧倒されて，あるいは外科的処置により「痛み」が解消されるのではないかと思い，外科的処置に踏み切る場合が多い。

以下，当科の経験例について述べる．

1．Polysurgery 患者の結婚状況

夫婦間の不和，離婚，死別などがあった。患者のパーソナリティーについては，ヒステリー，執着性，心気症的性格が認められた。

2．Polysurgery の診断と治療ならびに予後

心因性疼痛と器質的原因による疼痛との鑑別が重要である。一般的にPolysurgeryの痛みは慢性であり，口腔の生理的機能障害はみられず，むしろ社会生活における不適応，ならびに痛みを理由とした社会からの疾病逃避が窺われることが多い。Polysurgery患者の痛みの愁訴は多種多様であり，それを受ける治療者側は何か処置を与えなければいけない，あるいはこのまま放置できないという不安を起こしやすい。また患者自身，自分の外科的要望を受け入れてくれそうな医師を求めて転々と医療機関を訪れるところがある。そして第1回目のpolysurgeryを診断し，予防する患者への対応は困難な状況をもっている。

Polysurgeryの患者の取り扱いの第一は，これ以上polysurgeryを続けさせないことと，正しい医師―患者関係を維持することである。そのためには治療の枠決めを設定し，この枠決めについて患者と契約を結び，治療を開始すべきである。治療の枠決めの基本は，

①当科の方針，指示に従うこと

②主治医の判断―痛みの原因となる器質的病巣は認められない，したがって

外科的処置は無意味である――に従うこと
　③定期的に受診すること
などである。
　一般的にpolysurgeryの予後は不良であることが多い。患者が，自分の痛みを心因性疼痛であると自己洞察できた場合には予後は良いが，洞察できず器質的原因を信じ，心因性であることを拒否する場合には，医師―患者関係における治療契約を破棄し，他医にてpolysurgeryを続ける可能性が大きい。

文　献
1) Menninger KA：Polysurgery and polysurgical addiction. Psychoanal. Quart 3：173, 1934
2) 新郷陽二，都　温彦，逸見精児，西村雄二：歯科口腔外科領域におけるポリサージャリーの2列．日本心身医学会雑誌26(7)：585-591, 1986

B．口臭症

豊福　明

　自分の身体からいやな臭いがして他人に迷惑をかけているとたえず恐れる症状は自己臭恐怖と呼ばれている。歯科口腔外科領域では「口臭」というかたちでこの病態がみられることが多い。思春期から青年期に発症し，男性より女性の方がやや多い。患者の口腔内は総じて清潔で，齲歯や歯周病は完璧に治療されていることが多い。他覚的には口臭は認められず，患者自身にも自覚されることは少ないが，「会話時に相手が"臭う"という仕草をする」ので「自分の口臭がひどい」と確信している。患者は会話時やバス・電車など人混みに入る際などに「臭うのではないか」と強い不安を感じ，場合によっては対人場面を避

けたり，自宅に引きこもったりする。

　本症は従来から対人恐怖との関連が指摘されている。治療者への警戒心が非常に強いことが多いため，本症患者への対応には繊細な配慮が必要となる。臭いの有無についての議論は概して治療的には作用しない。

　本症に対する薬物療法としては，SSRI (Selective Serotonin Reuptake Inhibitor) の fluvoxamine と抗不安薬の併用療法が有効である。著効例では特別な心理療法を併用しなくても「会話時に相手が鼻を覆うことが少なくなった」「周囲の人にイヤな顔をされることがなくなった」といった報告が聞かれるようになる。従来の抗精神病薬は無効とされている。SSRIを増量しても無効な場合は三環系抗うつ薬と抗不安薬の併用によって自己臭恐怖が緩和することがある。

　薬物による症状の軽減に合わせて，今まで避けていた対人場面への参加を促し，行動範囲を広げるように支持的に対応すると良い。

　口臭など「ニオイ」の問題は，換言すれば対人関係に関する障害・苦痛が主であり，他の動物では起こり得ない，きわめて人間的な側面を孕んでいる。嗅覚はかなり原始的な感覚であり，一方そこから派生する「このニオイで他人に迷惑をかける」という苦悩は，視覚情報などを活用した推察・予測や社会的・道徳的観念を巻き込んだ価値判断であり，高次レベルの中枢で生じている神経活動である。もし「臭っている」という曖昧模糊とした知覚が下位中枢から誤って生じていると仮定すれば，それに対する高次中枢の反応として本症患者の思考や行動はごく自然であるともいえる。さらに，そのような末梢から中枢に向かって情報処理される過程だけでなく，「自分は臭っている」という高次中枢の働き（推理，予測，期待，記憶など）が，より低次の情報処理に介入し，誤った知覚を強化していく過程が存在する可能性もある。

　「たかが口臭」といえども，本症のように自己の存在を否定したくなるほどの苦悩を生じるという事実は，本症の病態に高次脳機能の関与がかなり大きいものであることを示唆するとともに，改めて人間が社会的存在であることを認識させられる。

文献

1) Akira Toyofuku, Toshihiro Kikuta, Tomoki Shimamura, et al：A clinical Investigation on Delusion of Reference in Halitosis (fear of displeasing others by one's body odor) Through "Description of Impressions". Jpn J of Psychosom Dent 10：77-80, 1995
2) 豊福　明, 古賀　勉, 清水敏博, 他：口臭症（自己臭恐怖症）患者の治療における「感想文」の意義. 日歯心身 12：55-60, 1997
3) Akira Toyofuku, George Umemoto, Taro Miyagi, et al：The efficacy of fluvoxamine for"halitophobia". Jpn J of Psychosom Dent 16：81-86, 2001
4) 豊福　明, 都　温彦：口臭症. 心療内科 7 (2)：115-119, 2003

C. 咬合の異常感

豊福　明

　義歯などの捕綴処置や歯列矯正の後などに原因不明の顎関節部の疼痛や咬合の異常感などを執拗に訴え、長期にわたり理想の咬合治療を求めて歯科医療機関を転々とする患者群が存在する。臨床的には特に問題はないにもかかわらず、患者の咬合へのとらわれは病的といえるほど頑固で、歯科治療要求も執拗で激しい。このような訴えは単に精神的な問題というより、義歯という人工物への適応や異物との共存、あるいは歯列矯正という人工的な生体構造変化への適応の問題と捉えることもできる。

　また近年,「歯は万病の元。咬合不全や虫歯は、頭痛, 肩凝り, 腰痛, めまいなどの原因となる。咬合調整やスプリントで治る」と喧伝する歯科医師がいたり、同様な趣旨の各種マスコミ情報が氾濫しており、医原性の色彩を帯びている症例も少なからず見受けられる。過度の健康志向や逸脱医療への過剰な期待といった問題を孕んでいる症例もある。

われわれの経験では，このような症例には amitriptyline など三環系抗うつ薬と抗不安薬の併用が最適であると考えている．咬合の異常感が執拗に続く場合，三環系抗うつ薬に perphenazine, risperione など少量の抗精神病薬を併用すると良いことがある．

最近，副作用の訴えが強いために，三環系抗うつ薬が使えなかった本症患者に 120 mg/day の milnacipran で症状改善が得られた経験をした．三環系抗うつ薬の副作用に過敏な症例には，SSRI や SNRI (Selective Serotonin and Noradrenaline Reuptake Inhibitor) の増量を試してみる価値がある．

本症は補綴処置や歯列矯正などを契機に発症することが多く，患者自身も「この歯を治さなければ」と咬合治療に固執することが多い．しかし，咬合治療の繰り返しによってむしろ症状は悪化の一途を辿る．患者は症状を「精神的なもの」として対応されることを極度に嫌い，精神科的治療に抵抗することが多い．"歯と全身症状との誤った関連づけ"が強固に形成され，「この歯を治さないと全部が治らない」と執拗に訴え，向精神薬の服用を拒否したり，効果を素直に認めないことが多い．本症では，咀嚼など本来「自動操縦」であるべき顎運動を，患者が「ここで咬んだらよい」などといちいち「考えながら」行うところに問題があるように思われる．すなわち本症の病態は，歯の咬合といった末梢レベルにとどまらず，視床下部や大脳皮質連合野機能まで巻き込んでいるものと考えられる．薬物療法は混乱した口腔感覚や視床下部機能の安定に寄与しているものと推測される．咬合という原始的な感覚の問題が，口腔内環境の人工的な変化への適応や，歯と健康問題との関連付けなど高次の脳機能と絡んで本症の病態を複雑にしている．三環系抗うつ薬と新規抗うつ薬の反応性の違い，あるいは抗精神病薬との併用効果は本症の病態を検討していくうえで非常に興味深い．

文　献

1) 坂田利家，大隈和喜：心身症モデルとしての肥満．心身医療 6：149-155，1994
2) 豊福　明：いわゆる口腔心身症の入院治療についての臨床的研究―治療技法の検討と病態仮説の構築について―．日歯心身 15：41-71，2000
3) 深町　建：摂食異常症の治療．金剛出版，東京，1987

D．舌痛症

豊福　明

　舌のヒリヒリとすり切れるような痛みや灼熱感を訴えるが，視診や触診などによって器質的変化が認められず，内科的にも異常がない慢性的な痛みは舌痛症と呼ばれている。

　本邦では 1930 年代から本症に対する記載がみられるが，研究的な面では 1970 年代から注目されはじめた比較的新しい疾患である。

　患者は「いつも舌に歯があたって腫れぼったい感じがする」などと訴えるが，歯科医院で歯の研磨を受けても症状は不変であることが多い。起床後しばらくは痛みが軽いが，午後から夕方にかけて次第に増悪することが多い。神経痛とは異なり食事や会話には支障はなく，むしろ食事中や何かに熱中している間は痛みを忘れている。我慢できない痛みではないが，長期にわたるため，患者本人は舌癌ではないかと心配していることが多い。三叉神経痛あるいは血清鉄やビタミン不足による舌の灼熱感とは区別される。40〜50 歳代の女性に多いが，更年期障害との関連は明らかではない。

　本症には，消炎鎮痛剤やステロイド軟膏は無効で，心身医学的対応と薬物療法として三環系抗うつ薬の amitriptyline がスタンダードとして用いられてきた。三環系抗うつ薬は軽症例から難治性の慢性疼痛まで奏効することが多い。しかし，眠気，口渇や便秘などの副作用のため増量や維持に苦労する症例もしばしば経験する。近年，本症には SSRI や SNRI が奏効する症例も多いことがわかってきた。

　舌痛症とうつ病・うつ状態との関連については議論が多い。本症患者に抑うつ傾向が認められることは多く，精神科に受診中のうつ病患者が舌痛を訴えることも稀にある。しかし，舌痛症患者の多くは肝心の抑うつ気分や意欲低下などはみられず，専門医からうつ病と診断されることは稀である。抗うつ薬の鎮痛効果発現の早さや必要用量が抗うつ作用のそれらと異なることから，本症は

むしろ慢性疼痛の一つと位置づけた方が適当と考えられる症例が多い。

　舌痛症に対する抗うつ薬の効果は，本剤がセロトニンやノルアドレナリン系だけではなく，NMDA神経伝達系に対して作用していたり，大脳皮質のドーパミン濃度を上昇させるといった効果が関与しているのではないかと推測されている。このような神経伝達物質系の異常によって生じる疼痛感覚と，それらに対する高次中枢の2次的反応（疼痛の判断・意味づけ）としての「癌との関連付け」が本症の病態の中核をなすものと考えられる。

　舌は摂食・嚥下の他，発音・会話など人間ならではの言語機能に関与する部位である。また味覚や触覚などを受容する鋭敏な感覚器でもあり，舌に生じる小さな口内炎ですら非常に不快で苦痛な体験となる。このように人間にとって重要で敏感な部位に生じる本症の意味を考えていくと，そこには非常に奥深い原因が潜んでいるように思われる。

文　献

1) Toyofuku A：Umemoto G and Miyako H；An open-label pilot study of milnacipran for glossodynia patients. Jpn J Psycosom Dentist 17：119-122, 2002
2) 都　温彦：心身医学的アプローチによる舌疼痛症治療への方向付け．歯界展望 43（7）1037-1042, 1974
3) 都　温彦, 豊福　明：歯科領域の心身症（久保千春, 編：心身医療実践マニュアル）．文光堂, 東京, 358-377, 2003

E. 口腔異常感症

豊福　明

　口腔内の麻痺感，ザラザラ感などの違和感，異物感，味覚異常などを訴えるがそれに見合うだけの器質的所見に欠く症例の総称として口腔異常感症と呼んでいる。耳鼻咽喉科領域における咽喉頭異常感症と類似する疾患概念と考えられる。

　患者は「口の中がネバネバする」などと唾液分泌過多や口腔乾燥感を訴えることもしばしばあるが，訴えのわりには口腔内は湿潤し，唾液分泌量も正常範囲内であることが多い。また味覚異常を訴える場合は，甘・塩・酸・苦味は判別できるが，「おいしくない」「本来の味がしない」と訴えたり，「いつも口の中が苦い，からい」などといった異味覚の形で訴えることが多い。教科書的に原因とされる亜鉛不足が認められるケースはほとんどない。患者の訴えは必ずしも奇妙とはいえないことが多く，また他に目立った精神症状や奇異な言動が認められることは稀で，日常生活は保たれていることが多い。稀にうつ病患者が類似の訴えをする場合もあるが，このような症例では，うつ病の寛解に伴って口腔症状も軽快することが多い。

　本症の原因は不明であるが，このような症例には三環系抗うつ薬より四環系抗うつ薬の方が効果的であることが多い。mianserin や amitriptyline などの抗うつ薬が奏効することが多いが，近年 SSRI の fluvoxamine や SNRI である milnacipran の有効例も経験するようになった。また risperidone や haloperidol などの抗精神病薬が有効な症例もある。

　本症患者には高齢者が多いこともあり，いずれの薬剤も少量からじわじわ増量した方が良い結果が得られる。特に脳梗塞の既往があるような患者には三環系抗うつ薬が使いにくい場合があるが，このような患者では SNRI や SSRI が使いやすい。

　しかし，本症患者の愁訴は多彩で，「この口腔症状にこの薬剤が有効」といっ

た明確な関係性はいまだ見い出されていない．異味覚が改善したと思ったら，「口の中がザラザラする」「口の中が腫れぼったい」といった訴えに変化することもあり，難渋することもしばしばある．

　処方に際しては，ほぼ70％症状改善できたら上出来だと説明しておくとよい．というのは，せっかく薬物が効いても症状の完全消失を求めて方々の医療機関を転々とする場合も経験されるからである．

　口腔内には，味覚，触覚，温度覚，など鋭敏で情緒反応を引き起こしやすい感覚が集中している．本症は妄想のように思考障害からの発展というよりは，口腔感覚情報処置過程の微細な障害といった可能性もある．例えば「違和感」などという言葉で表現されるような曖昧な症状を丁寧に診ながら，症状の変化を長期的に追うことによって，複雑な症状の本態についてさらに理解を積み上げていくことができるかもしれない．

文　献

1）豊福　明：口臭，口腔異常感症．今日の治療指針．医学書院，東京，906-907，2000
2）豊福　明，都　温彦：うつと不安―日常診療の対応のポイント．歯科口腔外科疾患．臨床と研究 77（5）61-65，2000
3）都　温彦，豊福　明：歯科領域の心身症．心身医療実践マニュアル―臨床医の基本―．文光堂，東京，357-377，2003

F．醜形恐怖（身体醜形障害）

豊福　明

　自己の身体の形態に関して，その一部または全部が醜いと訴える患者は醜形恐怖（身体醜形障害）と呼ばれる．患者は想像上の（もしあったとしてもごく

わずかな）容姿の欠点について強い思い込みがあり，社会的，職業的な部分で著しい苦痛を引き起こす．例えば歯並びや歯の色，顔貌のプロフィール，口唇の形などに患者の関心が向き，その改善を求めて外科的処置を執拗に求めることがある．本症患者は多数の医療機関を転々とし，さまざまな審美的な処置を受けながらも，治療の結果に不満足なままでいることも多い．

　治療としては，SSRIと認知行動療法が有効であるとされている．文献的にもSSRIが推奨されており，われわれもfluvoxamineと抗不安薬の組み合わせが有効であると考えている．

　しかし，問題は歯科口腔外科を受診する患者は下顔面の容貌を変える手術や処置に強く固執することが多く，服薬を拒否することが多いことである．心理面での治療の必要性が理解されることは稀で，このような心身医学的治療への導入はおろか，精神科への紹介すらひどく抵抗する患者が多い．紹介できたとしても継続して精神科的治療を受けている患者は20％未満という報告もある．手術の適応でないことを説明すると受診が途絶え，ドクターショッピングを再開する．

　患者の苦痛・苦悩はかなり深いものと推測され「患者本人が良いと言っているのだから，手術してくれれば良いじゃないですか！」「こんな顔のままなら死んだ方が良い！」などと泣きながら手術を要求する患者もいる．かといって患者の言うがままに手術や歯科治療を行っても，このような治療はほとんど愁訴の改善をもたらさないし，患者は新しい「欠点」を訴え始めるなど，かえって状況を悪化させることもある．患者の訴えに巻き込まれて，医原性のポリサージャリーなど収拾のつかない状況に陥らないために，本症の診断は重要である．

　本症は基本的には口臭症と類似した病態と考えられるが，歯科処置から外科的顎矯正術まで，さまざまな審美的処置を繰り返し求めるという点で注意が必要である．

　すなわち，昨今の材料や手技的に大きく進歩がみられ，審美性の要求度が高まっている歯科医療のなかで，このような患者にいつの間にか巻き込まれるという危険がますます増加する可能性があるわけである．患者の訴えに相当する微妙な変形が実在した場合の判断が難しく，安易な外科的処置から手術耽溺（polysurgical addict）の状態に陥る危険性も孕んでいる．

歯科口腔外科は本症患者の最初の防波堤となる可能性が高い。しかし，無用な手術をしない方向に説得し，薬物療法などに導入するまでに相当な苦労が必要で，治療中断例も少なくない。本症については，まだまだ治療上の課題が多く残されている。

文　献

1) Cunningham SJ, Bryant CJ, Manisali M, et al ; Dysmorphophobia : recent developments of interests to the maxillofacial surgeon. Brit J Maxillofac Surg 34：368-374, 1996
2) 豊福　明, 都　温彦：心理, 歯科審美学(基礎編). 永末書店, 東京, 125-130, 195-199, 2002

G．演技性人格障害

豊福　明

演技性人格障害は，感情の誇張した表出，他人の影響を受けやすい被暗示性，浅薄で不安定な感情，自分が注目の的になるような行動を持続的に追い求めること，不適当に扇情的な行動をとること，身体的魅力に対する必要以上の熱中などによって特徴づけられる人格障害とされている。

歯科を受診してくる患者は，一般的に心理的には正常で，歯科治療も首尾よく遂行される場合がほとんどである。しかし，症例によっては術前・術後にさまざまな心理・精神的問題が露呈しトラブルとなる場合も散見される。

近年，歯科口腔外科領域でも，このようなトラブルのなかで，人格障害や精神障害が問題として取り上げられるようになった。特に思春期から青年期の患者が多い顎変形症のなかで演技性人格障害などの人格障害が経験されることがある。

演技性人格障害患者は周術期に病棟中をかき回すような混乱を引き起こす可能性がある。また，患者が手術の結果に満足せず，術後に不合理なクレームをつけたり，繰り返し再手術を要求したりする，という危険性がつきまとう。いったんこのようなことが起こってから精神科医を呼んでも遅すぎるという現実もある。

本障害の鑑別は困難であることが多いため，まずは精神科受診歴などの把握が最重要である。次いで精神科主治医との密な連携に基づき慎重な治療方針の選択・決定が肝要である。

顎矯正手術を含め一般的には歯科治療は，一刻を争ったり，命にかかわったりする医療ではない。ゆえに精神障害を有する患者には，禁忌とする極論もある。しかし，人格障害と診断されるのは18歳以降であるが，それ以前より歯列矯正が行われることは稀ではない。小学生時から歯列矯正が開始された場合，将来的に人格障害になり得ると予見することは不可能である。多くが思春期に発症するといわれる精神分裂病（統合失調症）も含めると，外科的治療を前提にした術前矯正治療が行われている最中に，精神障害と診断されるケースも少なくない。そのような患者を一概に禁忌として，咬合や顎変形の改善がなされないまま放置すべきかどうかは，患者の不利益も鑑みて慎重に検討する必要がある。

われわれの経験からは，
　①患者の精神科的病歴や現症について十分な情報が得られること
　②演技性人格障害の主症状が顔貌に強く関連したものでないこと
　③精神科治療の経過が良好であること
　④ラポールのとれている主治医の存在
　⑤何か問題が生じた際に精神科医と連携して迅速な対応がとれる態勢

などの条件がそろえば，演技性人格障害を有する患者の顎矯正手術は必ずしも禁忌とはならないのではないかと考えられる。

演技性人格障害を伴った顎変形症患者には，精神症状や精神科での治療状況なども考慮して，積極的すぎず，かつ消極的すぎずに手術の適否を慎重に検討する必要がある。

文　献
1) 登根香織, 豊福　明, 斎木正純, 他：演技性人格障害を有する下顎前突症患者の顎矯正手術経験. 日歯心身 17：27-32, 2002
2) 豊福　明, 都　温彦：心理. 歯科審美学(基礎編). 永末書店, 東京, 125-130, 195-199, 2002

H．口腔内セネストパチー

豊福　明

　口腔内セネストパチーは客観的な所見は認められないにもかかわらず, 口腔内の金属やテープなどの異物や虫の存在を確信している症状で, 単一症候性のものからうつ病, 精神分裂病などの部分症状までさまざまな疾患で現れるとされている. 一般的には特に目立った精神病的言動はなく, 疎通性が良いことが多い. 主訴がきわめて奇異でグロテスクな内容で通常了解不可能である点が際だっており, また, 身体疾患の存在は心配の中心とならないこと, 原因を追求するよりも, まず異常感を除去するような治療を求めるといった点で, 他の口腔異常感症とは若干異なった様相を呈する.

　本症は抗精神病薬などへの反応は不良であることが多いとされ, 精神科領域でも難治性, 治療抵抗性が強調して述べられている. 抗うつ薬が奏効することもあるが, 現在のところ患者の訴えの内容のみからは, 本症に対する治療薬を決定することは難しい.

　具体的な患者への対応としては, 患者の訴えを「ありえない」などと否定し, 説得しようとしてもまずうまくいかない. かといって患者の希望どおりに実在しない「異物」を摘出すべく無意味な侵襲的処置（歯肉の切開など）を行っても往々にして愁訴の拡大を招く結果となる. 症状の有無を患者と議論する場面をいかに回避し, 有効な薬物治療法に導入するかがカギとなる. 患者が信じて

いる口腔症状をそのままあるものとして受け止め，薬物による変化を治療的に捉えて患者の認知を修復していく作業が必要である．

その際"クオリア(qualia；脳のニューロン活動から生み出される主観的な体験のなかに感じられるさまざまな質感)"の概念を導入することによって，患者の不快な感覚を"実在するもの"として取り扱うことが可能となり，情緒的にも患者に共感できるようになるという報告がある．異物の存在感とそれに伴う患者の苦痛を肯定しながらも，専門職の立場から"異物の存在"を明確に否定できるようになるわけである．

本症の病態には視床の機能異常と関係している可能性が示唆されている．抗うつ薬が有効な場合は，抗うつ薬の視床における $5HT_{1A}$ 受容体などへの直接的作用が口腔の感覚異常そのものを改善させているという説もある．また，口腔感覚の情報処理過程のなかで注意機能などが関与する初期の情報取り込みに異常があることも示唆されている．

患者自身は口腔内という末梢の器官に異常があると実感しているのに，病態の主座が中枢神経系に存在することに本症患者への対応上の困難さがある．感覚異常の場合，責任病巣が末梢にあろうと中枢にあろうと患者自身の苦痛な体験には大差がない．脳科学の進歩に伴い，従来「幻覚・妄想」で一蹴されていた口腔症状への治療と病態解明の手がかりが得られるかもしれない．

文　献

1) 田村良敦，木村真人，森　隆夫，他：milnacipran が奏功した口腔内セネストパチーの1例．臨床精神薬理 5（増刊）：201-204，2002
2) 豊福　明，清水敏博，嶋村知記，他：口腔内セネストパチーの2治験例．日歯心身 12：145-148，1997
3) 中村広一：クオリア概念を導入したセネストパチー患者との対応の試み．日歯心身 17：109-112，2002
4) 本間房恵，木村真人，村田雄一，他：ロールシャッハ・テストによる口腔内セネストパチーの心理学的特徴．心身医 43：600-607，2003

I．Tourette（トゥレット病）症候群
　　―自傷行為に起因した難治性舌潰瘍―

都　温彦

　Gilles de la Tourette症候群は幼少期に発病するチック症で，多くは7〜15歳に発病するといわれている．その診断基準はFernando（1967）によれば，発症が16歳以下の幼年期であること，多発性の身体的チックを伴うこと，不随意的発声がcoprolalia（糞語）にまで至ることなどである．またこれに口腔症状を伴う例がみられる．

症例呈示

　右頬粘膜潰瘍を主訴として来院した．治癒と再発を繰り返すうちに左舌縁部に進行性壊死性病変を疑わしめる潰瘍を形成した．患者の行動性から潰瘍の原因が自傷行為によることが判明した．

　患者は12歳の少年で，右頬粘膜を噛み右顎下部が腫脹したということで紹介され来院した．両親は健在であり，既往歴・家族歴ともに特記事項はみられない．

　来院時所見：73に相当する右頬粘膜に幅2cmほどの境界明瞭なびらんが認められた（図14）．

　治療ならびに経過：ステロイド軟膏を主体とした薬物療法により約3ヵ月で完治した（図15）．その後3ヵ月して反対側の左舌縁部に3.4×1.8（cm）のびらんを生じ，治癒，増悪を繰り返した．その後，小康を得，受診しなくなった．それから1年半後，左舌縁部に2×2（cm）の著明な実質欠損を伴う潰瘍が出現した[1]（図16，図17）．この潰瘍は難治性を示し，進行性の壊死性病変を疑わしめるが，病理組織学的検査をはじめ種々の検討において異常なく原因が不明であった．そのうち病巣部を頻繁に触れる，奇声を発する，落ち着きがなくキョロキョロするなどの異常行動が目立ちはじめたので精神科受診を行った．その結果，Gilles de la Tourette症候群の診断を得，専門的薬物療法が開始された

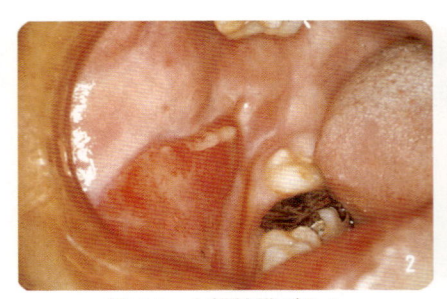

図 14　右頰粘膜びらん

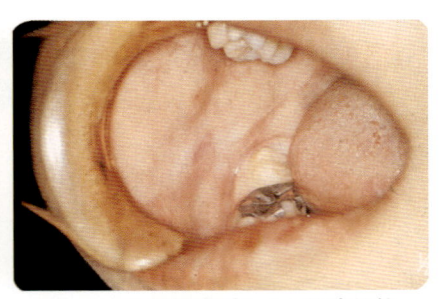

図 15　右頰粘膜びらんの治癒状態

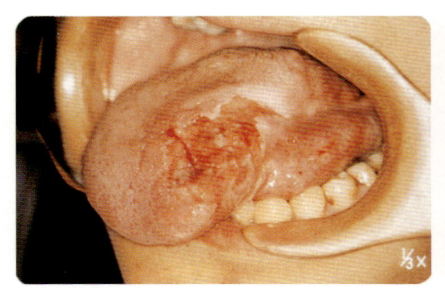

図 16　左舌縁部潰瘍

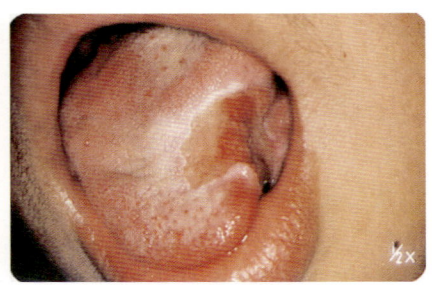

図 17　左舌縁部潰瘍

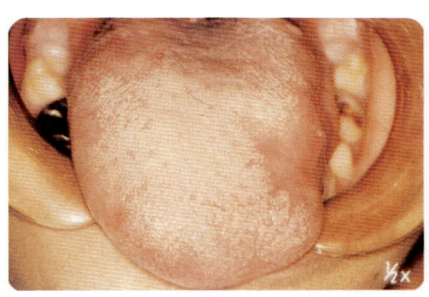

図 18　左舌縁部潰瘍の治癒状態

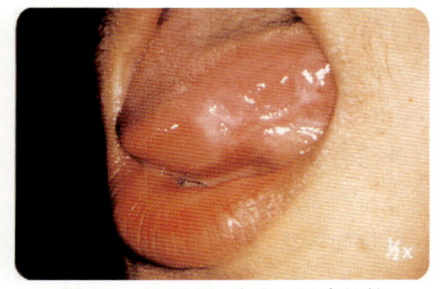

図 19　左舌縁部潰瘍の治癒状態

ところ，舌潰瘍は速やかに治癒傾向を示した[1]（図 18，図 19）。

　その後，患者は口腔粘膜の潰瘍再発のため，入退院を 2 回ほど繰り返した。その間，病棟において自ら顔面を壁に打ちつける，卑猥言語を発する，付き添いの両親に暴力をふるう，頰粘膜を噛むなど，自分の意志に反した行動を行い，それを自制できない恐怖に悩み，ベッドに帯で腕と身体を固定されることを望んだ。現在は小康状態を続けている。

本症の原因については，心因性や大脳の器質性病変が考えられているが，明らかでない。

　本症例からは，臨床に際し，舌・口唇・頬粘膜の潰瘍など原因がよくわからない場合については，自傷行為なども原因の一つとして診断上考慮する必要のあることが示唆される。

文　献

1）都　温彦：歯科臨床のための心身医学—患者と症状の人間的理解—．金原出版，東京，44-46，1986

II. 歯科治療と患者の生体反応および行動

都　温彦

A. 歯科口腔外科治療時における"いわゆる脳貧血発作"

　歯科治療中みられる患者の全身的偶発症にはいろいろな原因が存在する。その原因を大別すると，①もともと全身疾患があり，その症状が発作性にあらわれたもので，これには心臓発作，糖尿病の低血糖による失神，脳血管障害による意識消失，喘息発作，起立性低血圧による失神発作などがあげられる。②もともと精神科的疾患やそれに伴う人格があり，その症状や行動性があらわれたもので，これにはてんかんやヒステリー発作，過呼吸症候群，易怒性や不安発作，妄想性訴えなどがあげられる。③薬物的医療行為に対する反応で，これには局所麻酔剤や抗菌薬によるショックやアレルギー症状などがあげられる。④歯科処置時における痛み，不安，緊張などによる血管運動神経系の反応として現れる，いわゆる脳貧血発作があげられる。ところが実際には患者がなんらかの全身の発作を起こしている場合，それぞれ似たような症状を示すことが多いので，これらの症状がどれに相当するか直ちに鑑別診断を行い，適切な対応，処置を行うのが困難な場合がある。したがって，重要なことは，初診時においては問診によって患者の全身的既往を知っておくことであり，治療中においては患者のvital signを注意して観察することである。このことが発作の鑑別に

役立つことになる。ここでは，もっとも頻度の高いいわゆる脳貧血発作について述べる。

1．いわゆる脳貧血発作

いわゆる脳貧血発作は，歯科治療中にエレベーター落下感とともに突然患者の顔面が蒼白となり，悪心を訴え，冷汗，全身の弛緩と血圧の低下，徐脈そして瞬時の意識消失をきたし，座位が不安定となって仰臥位をとらせるに至るが，これらの全身症状は20分前後で回復するのが一般的症状ならびに経過である。

従来このような発作に対しては，脳貧血，失神，血管緊張低下性失神，血管迷走神経性失神，心因性反応，一次性ショック，faintingなど，いろいろな名称が用いられている。以後，いわゆる脳貧血あるいはfaintingと称する。

一般的にfainting既往を有する患者（脳貧血者，fainter）は，既往のない患者に比べて性格的に不安・恐怖感が強く，また不安状況において，不安や恐怖反応をより生じやすい面をもっている。それゆえにfaintingを契機にして，歯科治療に対する不安や恐怖を抱き，歯科治療を拒否したり回避する傾向がみられる。

このように，脳貧血者には歯科治療を受けることに対する死の不安や恐怖を抱いている人も稀ではない。また，歯の痛みやよく嚙めない，食生活が楽しくない，健康のことが気になるなどの訴えが多い。

D・M・F歯数について脳貧血者群と非脳貧血者群（non fainter）とを比較してみると，C_1・C_2程度の未処置歯は非脳貧血者群が多く，脳貧血者群では抜歯を要するような崩壊度の高い未処置歯数が多く，喪失歯数・充填歯数が少ない。したがって脳貧血者群は歯科受診を行っても，根治的治療や観血的処置を回避している傾向がうかがえる。脳貧血者については，faintingに対する高い素因をもっているということも含めて対応すべきである[1]。

2．いわゆる脳貧血発作の発症時状況

Fainting発作時の状況については，男女とも，局所麻酔施行時，ならびに抜

歯時の頻度がもっとも高い。

　発作前の感覚や情緒については男女とも，疼痛や不安・恐怖感，そして不快感などを自覚していた時に発作の頻度が高くなっている。Engel[2]はこの種のfaintingの発症因子として，実際に個体が何らの侵襲を受けていたり，あるいはその恐れがあるような場合，個人はそこから逃げたいという願望や無意識の衝動にかられながら，社会的抑制や恥，あるいは侵襲がさらに大きくなるのではないかという理由から，逃げ出せず固定（immobilization）された状況を指摘している。そして，歯科治療椅子着座時や静脈注射時にみられる fainting はその典型的な状況であることを指摘している。

3．歯科処置時における血圧値と脈拍数の観察

　歯科治療開始から終了までにおける患者の血圧値と脈拍数とはほとんど平行して変動している。そして患者が示す変動にはいろいろなパターンがみられる。代表的なパターンを示すと図20，図21，図22の通りである。実線は最高・最低血圧値，点線は脈拍数をあらわしている[3]。

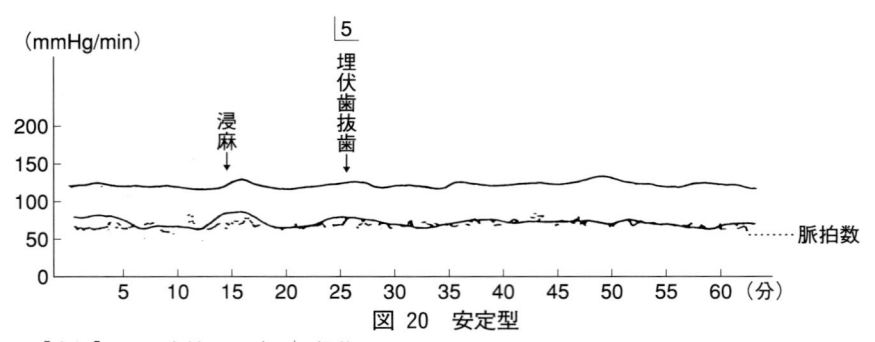

図20　安定型

【症例】A. M. 女性，13歳，|5 埋伏．
処置：浸麻，抜歯
（都　温彦：歯科臨床のための心身医学―患者と症状の人間的理解―．金原出版，東京，72-78，1986 より引用）

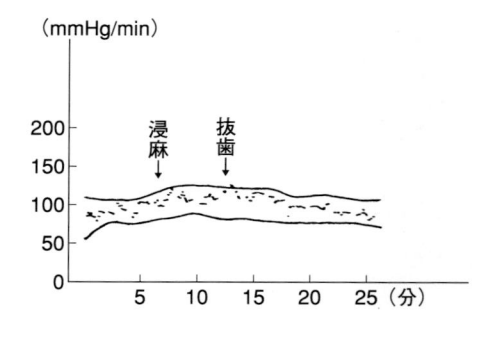

図 21 大うねり型

【症例】Y.K., 女性 45 歳. 8̄|智歯周囲炎.
処置：浸麻, 抜歯
(都　温彦：歯科臨床のための心身医学
―患者と症状の人間的理解―. 金原出版,
東京, 72-78, 1986 より引用)

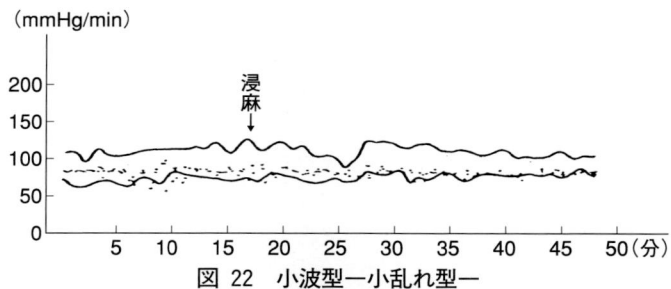

図 22 小波型―小乱れ型―

【症例】M.M., 女性, 41 歳. |4̄ 冠支台（生活歯）.
処置：浸麻, 支台歯形成
(都　温彦：歯科臨床のための心身医学―患者と症状の人間的理
解―. 金原出版, 東京, 72-78, 1986 より引用)

(1) 安定型

患者は非脳貧血者である。処置前・中・後を通して血圧値，脈拍数とも変動が少なく，比較的平坦なパターンを示している（図20）。

(2) 大うねり型

患者は非脳貧血者である。浸潤麻酔，抜歯時を中心に大きくうねった状態で，終了時は処置前の状態に戻っている（図21）。

(3) 小波型

患者は脳貧血者である。小波の状態が比較的小さな間隔で乱れた状態ともいえる（図22）。このような乱れは患者の自律神経系，特に血管運動神経系が不安

表 6 歯科処置時における血圧値，脈拍数のパターン

パターン		男性 n=17	女性 n=29	計 n=46
1.	安定型 ───	23.5%（4）	6.9%（2）	13.0%（6）
2.	大うねり型 ⌒	17.6%（3）	17.2%（5）	17.4%（8）
3.	小波型―安定型― ～～	23.5%（4）	31.0%（9）	28.3%（13）
	小波型―小乱れ型― 〜〜〜	35.3%（6）	44.8%（13）	41.3%（19）

（　）内は例数

（都　温彦：歯科臨床のための心身医学―患者と症状の人間的理解―．
金原出版，東京，72-78，1986 より引用）

定な状態であることを示唆している．

　以上，中間型を示すいろいろなパターンも存在するが，安定型，大うねり型，小波型を代表として3型に分類してみると，その頻度は次の通りである（**表6**）．
　小波型が過半数を占めている．このことは，歯科治療中，自律神経支配である血管運動神経系の不安定状態を示す者が多いことを示唆している．

4．いわゆる脳貧血発作時における血圧値と脈拍数の観察

　歯科処置中 fainting を起こした患者の発作前・中・後における血圧値と脈拍数の状態は図23，図24のごとくであった．両者とも発作前には血圧値，脈拍数ともに上昇し，発作時下降しており，この最下降時に瞬間的な意識消失が起こっている．パターンとしては小波型を呈している．

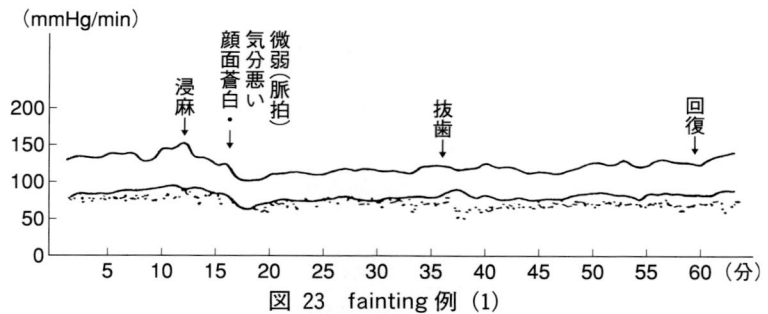

図 23 fainting 例（1）

【症例】V. R., 男性, 48歳. 4̄5̄歯根嚢胞.
処置：浸麻, 抜歯
(都　温彦：歯科臨床のための心身医学―患者と症状の人間的理解―. 金原出版, 東京, 72-78, 1986 より引用)

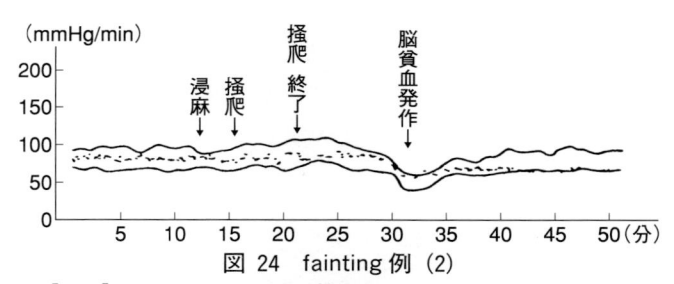

図 24 fainting 例（2）

【症例】S. M., 女性, 52歳. 抜歯窩治癒不全.
処置：抜歯窩搔爬
(都　温彦：歯科臨床のための心身医学―患者と症状の人間的理解―. 金原出版, 東京, 72-78, 1986 より引用)

5．脳貧血調査表による脳貧血者，非脳貧血者分類法について

　歯科治療時，fainting を起こしやすい心身面の素因を有する患者をあらかじめスクリーニングする検査として，脳貧血者，非脳貧血者分類法を開発した[4,5]。
　これは，脳貧血調査表を用いて，脳貧血経験者群における特徴を脳貧血者とし，非経験者群における特徴を非脳貧血者として，推測統計学的にパターン認識するものである。

B．局所麻酔注射処置とカテコールアミンの変動

　カテコールアミン（CA）は，ドーパミン，ノルアドレナリン，アドレナリンの総称名である。

　これらを指標にして種々な病態時における交感神経活動の病態生理学的意義や生命維持をおびやかす重篤な状態についての考察が行われている。一方，CAが心身相関や心理あるいは身体的ストレスの指標の一つとなっている。このような生体のCA動態を知る方法としては，現在，血中や尿中カテコールアミンならびに尿中代謝産物の測定が行われている。

　一般的に血中CAは瞬時の変動，尿中CAは時間的変動，尿中代謝物であるvanillylmandelic acid（VMA）は経日的変動を観察するのに適しているといわれている。

　そこで，歯科口腔外科処置において患者がもっとも苦痛とし，またfainting発作が起こりやすい局所麻酔注射の操作をとりあげて，局所麻酔による処置前後における尿中カテコールアミン値の比較観察を行った。

1．観察対象ならびに測定方法

　観察対象は局所麻酔注射による処置13例(男性：7例，女性：6例)，非局所麻酔注射処置2例（男性：1例，女性：1例）である。

　採尿は処置施行直前と処置終了後の2回について行った。測定方法は，von Euler[6,7]のTHI（トリヒドロキシインドール）法を用いた。

2．結　果

　局所麻酔注射による処置におけるアドレナリン（Ad）とノルアドレナリン（NAd）の前後の平均値は図25の通りである。なお平均値は初診時に採尿したものである。いずれも後値が高く，個々の症例の変化率の平均はAd 4.37，NAd 1.85であった。

　次に，非注射処置群では図26の通りである。この例は，局所麻酔を必要とし

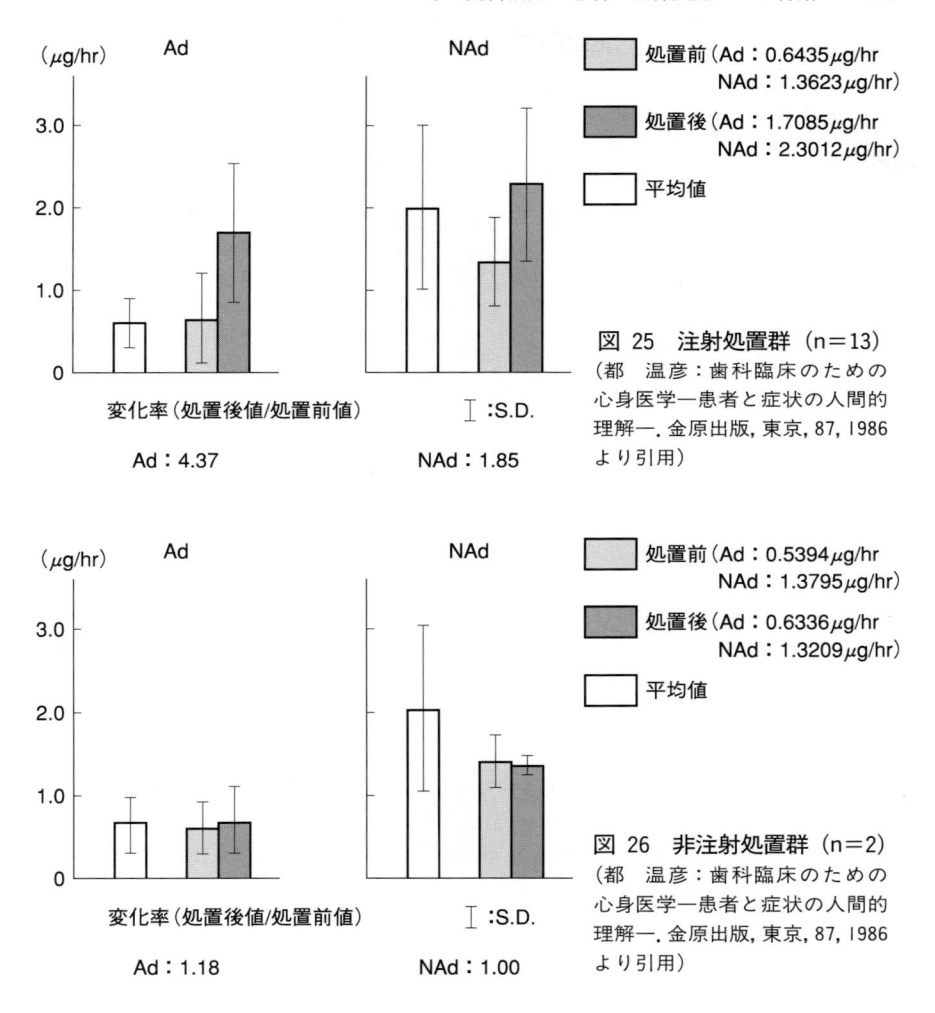

図 25 注射処置群 (n=13)
(都 温彦：歯科臨床のための心身医学―患者と症状の人間的理解―. 金原出版, 東京, 87, 1986 より引用)

図 26 非注射処置群 (n=2)
(都 温彦：歯科臨床のための心身医学―患者と症状の人間的理解―. 金原出版, 東京, 87, 1986 より引用)

ない比較的無痛に近い根管充填歯の支台歯形成を行ったものである。前後値にあまり変化はみられず，変化率は Ad 1.18，NAd 1.00 であった。

性別観察においても同様の結果であった。

以上の結果から，男女とも局所麻酔注射による処置群の方が非注射処置群に比べて Ad, NAd とも後値が高い値を示した。変化率についてみると Ad の方が NAd より高く認められた。したがって，局所麻酔注射後は無痛的処置が行える

ことから，局所麻酔注射を行うことによって著しくCA分泌を増加させていることが考えられる。

このようなことから，局所麻酔注射操作時に際しては，交感神経系の緊張や，心理的ストレスが非注射処置群より大きいことが示唆される。

Adの増加については局所麻酔剤に添加されたAdの影響を示唆するかも知れない。しかし，代謝経路からみてAdがNAdになることはない。そのNAdの増加もAdの増加と同様に認められるので，この場合のNAdの増加は局所麻酔による処置に対する反応であると考えられる。

局所麻酔による歯科処置については局所麻酔剤に含まれるAd（1 ml中 0.0125 mg・12.5 μg）による生体への影響の他に，局所麻酔を行うこと自体が内因性にCAの増加を起こさせていることに考慮しなければならない。そのためには局所麻酔施行時の針の刺入注入時の圧力の加え方など不安，緊張に対する心理的ケアなど十分な注意と配慮を払うことが大事である。

C．痛みとカテコールアミン（CA）の変動

痛みはストレスとして生体の心理および身体面に影響を与える。口腔領域における痛みが生体に与える影響をみるためにカテコールアミン分泌の変動を観察した。CA変動は経日的変動をみるために，カテコールアミンの尿中代謝産物であるVMA（vanillylmandelic acid）を測定した。観察は24時間尿で測定し，同一患者について有痛時および無痛時における値を比較した。

1．器質的歯科疾患に伴う激痛症例に対するVMA値の観察[8,9,10,11]

患者は福岡大学病院歯科口腔外科に入院した患者のなかで，全身的には特記すべき内科的疾患はないが，激しい痛みの症状を伴った男性4例，女性8例，計12例である。なお，疼痛時における痛みの程度は各症例とも，①流動食・粥食のみ摂取可能，②持続的自発痛による苦痛感，③他覚痛（圧痛，咬合痛など）

表7 調査対象

症例	性別	年齢	病名
1	女	34	5̄4̄ドライソケット，激痛発作
2	女	23	6̄歯根嚢胞の感染
3	女	33	右唾石症
4	男	32	左上顎骨骨折
5	女	52	右下顎骨周囲炎
6	男	37	下顎正中部骨折
7	女	19	左下顎骨骨折
8	男	15	2̄-1̄-2歯槽骨骨折
9	男	24	左下顎骨周囲炎
10	女	7	濾胞性歯嚢胞
11	女	35	左上顎骨周囲膿瘍
12	女	25	外傷性右耳下腺炎

（都　温彦：歯科臨床のための心身医学―患者と症状の人間的理解―．金原出版，東京，93，1986より引用）

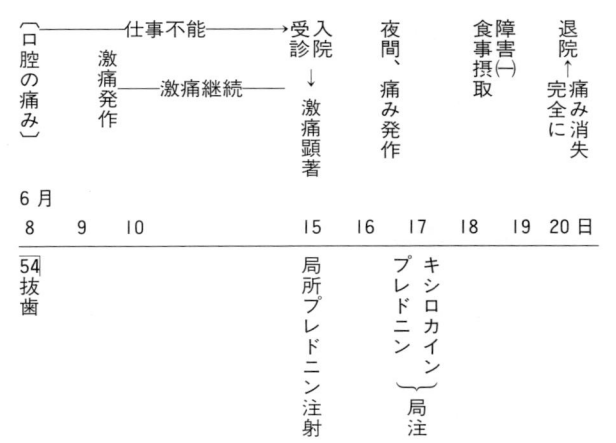

図27　痛みの症状の経過
（都　温彦：歯科臨床のための心身医学―患者と症状の人間的理解―．金原出版，東京，94，1986より引用）

が著明であったものである．

　観察対象は**表7**の通りである．

　症例1について経過を述べる（**図27**）．

【症　例】：R. T.，34歳，女性，主婦

　主　訴：右下顎部（5̄4̄相当部）の激痛

　家族歴：特記事項なし

既往歴：17歳時虫垂切除，34歳時口蓋扁桃摘出

　現病歴：約3週間前より $\overline{54}$ に自発痛および咬合痛が生じ，近医歯科を受診 $\overline{54}$ の根管治療と消炎療法を受け，$\overline{54}$ の抜歯を受けた。同夜より抜歯部の疼痛が著明となり，同歯科を受診，その後，3日間洗浄処置を受けたが激痛はおさまらなかった。そのため $\overline{54}$ 抜歯窩の搔爬を受けた。しかし，痛みはまったくおさまらず，同歯科医の紹介にて当科外来を受診した。なお，この間，体重が4kg減少していた。

　現　症：体格中程度，栄養状態良，顔貌は左右対称性であるが，顔色は蒼白である。右顎下リンパ節に軽度の腫脹と圧痛を認めた。また，痛みが強いためか全身的疲労が認められた。

　口腔内所見：開口障害はなく，$\overline{54}$ は欠損状態である。$\overline{763}$ に打診痛を認めるも動揺はない。$\overline{54}$ 頰側歯肉に発赤を認め，圧痛も著明である。$\overline{54}$ 抜歯窩には歯槽骨の露出がみられ，その程度は $\overline{5}$ の方が顕著である。

　血液所見：赤血球沈降速度 11/25（mm/hr/mm/2 hr）。その他の血液所見は正常範囲内であった。

　臨床診断：$\overline{54}$ ドライソケット（疼痛性硬化性骨炎）

　VMA量の変化は図28の通りである。入院2日目の激痛著明な時期の尿中VMA値は，4.9 mg/dayであり，疼痛が軽減しテレビをみるゆとりの出てきた入院3日目は2.1 mg/dayと減少した。

　12症例について痛みの経過とVMA量の変化をまとめてみると次の図に示す通りである（図29）。症例番号12を除く他の11例においては，有痛時の方が無痛時に比べ，VMA値は高い値を示していた。

　以上の結果から，有痛時には生体内カテコールアミン分泌の上昇が起こっていることが十分推測できた。また，痛みの強いものほどVMA値は高い傾向が認められた。

　痛みをとることは患者の精神的苦痛を取り除くこと以外に，生理的には痛みがストレスとして生体に与えている打撃を取り除くという意義も持っている。

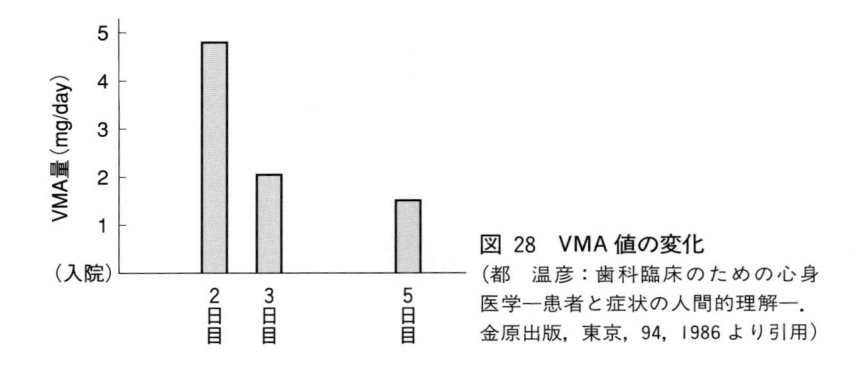

図 28 VMA 値の変化
(都　温彦：歯科臨床のための心身医学―患者と症状の人間的理解―. 金原出版, 東京, 94, 1986 より引用)

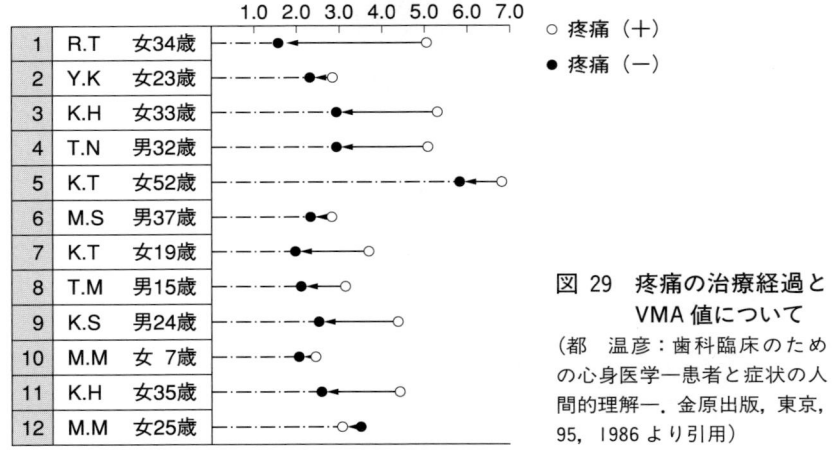

図 29 疼痛の治療経過と VMA 値について
(都　温彦：歯科臨床のための心身医学―患者と症状の人間的理解―. 金原出版, 東京, 95, 1986 より引用)

2．痛みと精神的作業障害

　痛みがあれば身体の障害のみならず，種々な社会生活に障害が起こる。痛みが精神活動に与える影響は大きい。

　このようなことから，ミラードロウイングテスト（鏡映描写テスト）法を用いて，患者の有痛時と無痛時における学習効果の観察を行った[12]。

　本法[13]は知覚運動学習実験に用いられているもので，手元を覆い隠し，鏡に

表 8 鏡映描写テストの観察結果

症例	年齢	性別	病名	描写回数		誤描写時間 (sec.)		誤描写回数		誤描写時間／誤描写回数	
				疼痛時	疼痛消失時	疼痛時	疼痛消失時	疼痛時	疼痛消失時	疼痛時	疼痛消失時
1	24	男	4̲歯髄炎	2	3	8.7	3.1	34	19	0.26	0.16
2	18	男	4̲壊疽性歯髄炎	3	5	9.1	6.8	39	35	0.23	0.19
3	38	女	8̲智歯周囲炎	2	9	48.0	8.7	125	38	0.38	0.23
4	30	女	7̲急性歯周囲炎	6	7	61.4	16.1	190	51	0.32	0.32
5	21	女	6̲歯髄炎	2	9	15.0	13.2	48	59	0.31	0.22
6	18	男	8̲智歯周囲炎	9	9	49.4	46.3	192	199	0.26	0.23
7	23	女	4̲5̲歯髄炎	6	4	22.8	33.3	85	107	0.27	0.31
8	21	男	8̲智歯周囲炎	8	7	16.3	13.5	75	75	0.22	0.18
9	37	男	右上顎骨周囲炎	2	2	58.0	40.2	102	86	0.57	0.47
10	27	女	6̲歯髄炎	1	4	37.2	7.5	111	24	0.34	0.31
11	21	男	6̲急性化膿性歯周囲炎	4	10	46.2	25.4	148	106	0.31	0.24
平均値				4	5	33.8	19.5	104	73	0.32	0.26

(都 温彦：歯科臨床のための心身医学―患者と症状の人間的理解―．金原出版，東京，96，1986 より引用)

映った星形の図形だけをみながら星形の輪郭の中を描写するものである。

テストは2分間施行し，その間における描写回数，誤描写時間，誤描写回数，誤描写時間/誤描写回数を観察した。

疼痛時における患者について鏡映描写テストを行い，疼痛が消失した時と比較した。その結果は表8に示す通りである。

なお，疼痛消失時の2回目のテストは，1回目のテストによる慣れの効果を可及的に避ける意味で1ヵ月後に行った。

症例7は，誤描写時間と誤描写回数との比が疼痛消失時の方が疼痛時より高く，そして**症例5，症例6**では，誤描写回数が疼痛時より，消失時の方が高い値を示していた。**症例6**の描写回数，そして**症例8**の誤描写回数は疼痛時と消失時同値を示していた。しかし，他の多くの症例においては，疼痛消失時の方が

疼痛時より描写回数が多く誤描写時間や誤描写回数が少なかった。

各測定値の平均においては疼痛時より無痛時の方の成績が良かった。

以上のことから，歯科口腔外科の痛みは精神作業に対しても影響を与えることが観察された。

患者の痛みを解放することは生体へのストレスを除き，痛みによる社会的不適応や学習の低下などの障害をなくすという臨床的意義がある。

D．服薬違反について

日常の歯科口腔外科臨床において，炎症の治療や術後感染予防の目的で抗菌薬の投与を行う機会は多い。しかし，必要に応じて投与した抗菌薬が，歯科医師の指示通り服用されていなかった場合を後で気づくことがある。このような服薬違反（drug defaulting）は，投薬と症状との経過についての正しい評価や薬物効果の判定，そして細菌の耐性などの問題に影響する。

服薬違反に関してPorter[14]の報告では，種々の疾患の投薬について30〜50％の服薬違反が起こっていることが述べられている。もし薬物効果の無効性を結論づけようとする場合には，それが服薬違反によるものではないという証明を要することを指摘している。

このようなことから，歯科口腔外科領域において，投与された薬物がどの程度服用されているのか，抜歯後に投与された抗菌薬について観察を行った。

調査対象は当科外来で抜歯を行った症例のうち，特に感染予防の目的で抗生物質投与を行った男性41例，女性71例の計112例である。

抗菌薬の処方は1日4回，6時間ごとの分服で3日間投与した。錠剤量は合計15〜18錠である。そして，服用が完了した4日目に残錠量を問診により査定した。

残錠量0と1〜2錠までのものを服薬協力者，3錠以上のものを服薬違反者として分類してみると，その実態は表9のごとくである。服薬協力者は男性71％（29人），女性46％（33人）。服薬違反者は男性29％（12人），女性54％（38人）

表 9 服薬違反について患者の理由

理由	男性	女性	計
a．忘れたから	2	16	18例
b．薬を飲む時間が夜中にかかったから	7	8	15例
c．自己判断	1	9	10例
d．忙しかったから	1	3	4例
e．薬が嫌いだから	1	2	3例
計	12例	38例	50例

（都　温彦：歯科臨床のための心身医学―患者と症状の人間的理解―．金原出版，東京，38，1986 より引用）

認められた。

　自己判断の個々の内容については，「痛みが止まったし便秘するので服用しなかった」「抜歯創が良いと言われたので服用しなくて良いと思った」「胃が悪くなったので服用しなかった」「肝臓の薬などを服用しているし化膿しにくい体質であり，ほとんど痛みがなかったので服用しなかった」「2日間飲めば良いと思ったので服用しなかった」「必要以上服用すると副作用があるのではないかと思った」「1回飲み忘れたのであとは飲んでも無意味だと思ったので服用しなかった」などであった。

　その他，手術時間と服用実態とでは差はみられなかった。Porter[14]は服薬違反を減少させるためには，患者に投薬についての説明を十分行い理解させること，種々な薬を同時に処方して分服させず服用法を単純化して薬の種類を最小限にすること，投薬後の管理を行うこと，などをあげている。

　服薬違反者には，服薬しない場合としすぎる場合がある。

　服薬違反は，患者が医師を信頼している場合でも起こっている。良好な医師―患者関係においても主治医が投与した薬が指示通り服用されているということを信頼することはできない。患者が服薬違反を行う可能性が大きいことを治療者側は知ることが大事である。

文 献

1) 都 温彦：歯科治療時における所謂脳貧血の心身医学的研究．口科誌 18：697-725, 1969
2) George LE：Fainting. Charles C Thomas, U. S. A., 1962
3) 都 温彦：歯科臨床のための心身医学―患者と症状の人間的理解―．金原出版，東京，72-78, 1986
4) 都 温彦：歯科領域における"脳貧血調査表"の因子分析的解析．福大医紀 6（4）：487-500, 1979
5) 都 温彦："脳貧血調査表"による脳貧血者，非脳貧血者の判別基準―歯科領域における―．日口外誌 26（1）：49-58, 1980
6) von Euler US, Orwen I：Preparation of extracts of urine and oragans for estimation of free and conjugated nor-adrenaline and adrenaline. Acta Physiol Scand 33（Suppl 118）：1-9, 1955
7) von Euler US, Lishajko F：The estimation of catechol amines in urine. Acta Physiol Scand 45：122-132, 1959
8) 中山隆雄，他：口腔症状の経過とカテコールアミン（尿中 VMA）についての臨床的考察．第 26 回日本口腔外科学会九州地方部会発表，1975
9) 中山隆雄，他：歯科口腔外科患者における尿中カテコールアミン（VMA）の観察―その平均値と日内変動について―．第 8 回日本口腔外科学会九州地方部会発表．1975
10) 中山隆雄，他：口腔症状の経過トカテコールアミン（尿中 VMA）についての臨床的考察．第 30 回日本口腔外科学会総会発表．1976
11) 都 温彦：歯科臨床のための心身医学―患者と症状の人間的理解―．金原出版，東京，92-97, 1986
12) 都 温彦：歯科臨床のための心身医学―患者と症状の人間的理解―．金原出版，東京，95-97, 1986
13) 小川暢也，他：鏡映描写法．成和 ME 研究所，1975
14) Porter AMW：Drug Defauling ina General Practice. Brit Med J 1：218-222, 1969

III. 痛みの訴えについて

都　温彦

　歯科臨床においては痛みの訴えに接する機会は多い。
　痛みを訴えてくる患者をみると，痛みを病気の警告として受け取り，病気の早期発見と治療を求めて来院する場合がある。一方，器質的原因の有無にかかわらず，痛み自体を自分自身どうにも取り扱えなくなって，気力も弱まった状態で医療に助けを求めて受診してくる患者もいる。このような痛みの苦痛をとることが医療の歴史であったとも考えられる。
　本来，痛みの体験は個人的なものであり，他人にわかってもらうことはできない。医療者側はこのような患者の痛みの訴えや態度によって知り，医学的検査により痛みの原因を探って判断し，治療を行い，痛みを取り除かねばならない。
　われわれの歯科口腔外科患者の受診動機をみると，約58％が痛みで受診しており，頻度としては受診動機のなかでもっとも多い。治療については，まず痛みを取り除くことが先決問題となる場合がある。痛みは歯痛を例にとると，あれほど涙を流し激痛に苦しんでいた患者が，いったん痛みが去ったとなれば器質的原因である歯周組織炎や齲歯や智歯などが残っていることを忘れ，あるいは気にしながらも放置してしまう場合が多くみられる。このような痛みは，人間にとってその場限りの警告のようでもあり，「喉元過ぎれば熱さを忘る」のような性質でもある。
　痛みが病気の警告として受け取られ，さらに原因的治療を受ける動機にまで働いた例は，放置により何回か痛みが繰り返され，社会生活や食事などに支障

をきたし，患者自身が懲りたという場合が多い。

　一方，局所的な口の中の痛みを訴える患者のなかには，痛みの原因となるような組織の病的変化が発見されないにもかかわらず，慢性的な痛みを訴え続けて各医療機関を放浪している場合もみられる。このような患者の訴えや態度を観察していると，今となっては痛みによる身体の障害や苦痛が問題となっているのではなく，この痛みがどこの病院に行っても治らない性質のものであり，このために自分がいかに現状のなかで苦しまねばならないのかということを訴えているようでもある。そして，患者自身に痛みを克服し早くよくなろうとする切迫した治療意欲はみられない場合もある。このような場合，患者自身が困難な状況を乗り切れないでいる，などの個人の社会レベルの問題が"痛み"におきかわり，それが医療の場において痛みとして訴えられているように思われる例もある。痛みに悩む患者の姿は多種多様である。

　痛みで受診してきた患者の動機をみてみると，「痛みのために生じた不安」や「痛みによる苦痛と障害」がもとになって来院している例が多い。いずれの場合においても，治療者側にとっては二つの臨床的意義がある。その一つは，痛みが生体の防御的感覚あるいは危険信号であり，病的状態の存在を知らす有意義な sign（症状）であるという見方である。痛みがあるために患者は病気であることを感じて受診してくるわけである。そこで歯牙であれば齲歯，歯髄炎，智歯周囲炎，そして粘膜であれば潰瘍など，種々な疾患が発見され，治療されることによって生体が病気から防御される。

　このような場合の痛みは，ある疾患の部分症状であり，その疾患概念を構成する他の症状が存在しており，"診断的意義"をもっている。診断がなされれば，痛みは原因疾患の治療と痛みの対症療法によって，受診動機となった「痛みの問題」も解決される。

　もう一つの痛みは，痛みの症状が全体を占めるような患者で，痛み自体が疾患として対応され，治療の対象となる場合である。このような痛みには，神経痛の発作，急性期炎症などの激痛発作，非定型性顔面痛やポリサージャリーなどの心因性疼痛にみられる痛みや妄想性にあらわれた痛み，あるいはいつわりで訴えられる詐病などがある。この他，器質的原因をもっているが診断しきれない関連痛などをあげることができる。このような痛みは，痛み自体が臨床的

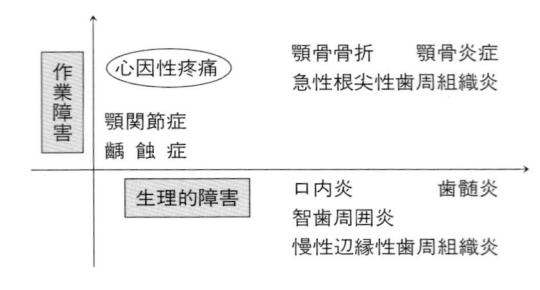

図 30 痛みによる生理的・作業障害からみた歯科口腔外科疾患の特徴
（都 温彦：歯科臨床のための心身医学―患者と症状の人間的理解―.金原出版，東京，62-72，1986 より引用）

に"治療的意義"をもっているといえる。したがって，"痛み"に対応する場合には，現在，訴えられている痛みに対する診断が重要である。

そこで，痛みをもつ患者に対しては，まず"診断的意義"をもつ痛みであるか，"治療的意義"をもつ痛みであるかの，二つについて対応すべきである。

痛みに対する臨床的特徴として，プラセボ（偽薬）効果が認められる。

筆者らの観察では抜歯後疼痛についてみると約50％の患者にプラセボ効果が認められた。そして，手術という行為自体が患者の痛みにプラセボ効果を生じることがある。

臨床に際して患者の痛みに対応する場合，生理的な痛みの閾値のみならず，患者が現実的に痛みを受け入れて，その苦痛をいかに耐え得るかという人間的な閾値を高めることも大事である。

障害からみた歯科口腔外科疾患の特徴

痛みによる生理的そして社会的作業障害という面から歯科口腔外科領域疾患の特徴を観察してみた。その結果は次の通りである（図30）[1,2,3]。

　①生理的ならびに作業障害がともに低い疾患は顎関節症，齲蝕症
　②生理的ならびに作業障害がともに高い疾患は顎骨骨折，顎骨炎症，急性根尖性歯周組織炎
　③生理的障害が低く，作業障害が高い疾患は心因性疼痛
　④その他，作業障害が認められず，比較的強い生理的障害が認められるものは，口内炎・歯髄炎・智歯周囲炎・慢性辺縁性歯周組織炎

であった。以上の観察から，特に心因性疼痛の患者群についてみると，「痛くて仕事ができない」，しかし「食事は，普通どおりにできている」という訴えが

みられる.このような作業障害が高いにもかかわらず,生理的障害は低いという痛みの特徴は,今後,器質性疾患による痛みと心因性疼痛との鑑別診断の一つの助けになると考えられる.

文　献

1) 西林雄二,都　温彦:痛みによる障害の程度からみた歯科口腔外科疾患の特徴.第17回日本口腔科学会九州地方部会発表,1984
2) 都　温彦:痛みの調査表の作成と歯科診療への応用.日口外誌 26:24-41, 1980
3) 都　温彦:歯科臨床のための心身医学―患者と症状の人間的理解―.金原出版,東京,62-71,1986

第3部

健康科学編
―生活習慣性病態

I. 小児歯科について

本川　渉，尾崎　正雄

A．小児の咀嚼習慣と健康

　人における摂食機能の発達は，胎生期の早期から認められ，原始反射によって引き起こされる。嚥下運動においては，約12週に始まり，羊水を吸飲している。24週ごろには，哺乳に関する反射が発現し，出生時には問題なく哺乳を行うことができる。ところが哺乳運動は胎生期の早期から発達している先天的なものであるのに対して，咀嚼などの摂食運動は，後天的に獲得される機能である[1]。乳首をくわえて吸啜して嚥下する幼児は，口唇を閉じて嚥下せず，また，舌を前方へと突出するようにしている。この乳児特有の哺乳運動から成熟した咀嚼機能とするためには，母親と小児との相互努力が必要である。母親は離乳に際していろいろな食品を硬さや大きさを変えながら小児の味覚に合わせて用意し，愛情を注ぎ込みながら成人型の咀嚼機能に近づけていこうとする。しかしながら，最近わが国では，食べ物を噛めない子，噛まない子などの食行動に問題のある子どもたちについて盛んに論じられるようになった。ある報告では，学校給食において1食あたり平均300～400回位しか噛まない子どもたちが全体の32％にものぼり，そのような子どもたちは，1口あたり嚥下までに2～3回しか噛まないで飲み込んでいる[2]。最近の子どもを取りまく社会および家庭環

表 10　高木による心因性の精神および身体の不適応反応

I	身体反応の障害 Rsychophysiologic (or Psychosomatic) Disorders	中枢神経系	頭痛，偏頭痛，嘔吐，失神発作
		循環器系	心悸亢進，頻脈，不整脈，心臓痛
		呼吸器系	呼吸困難，気管支喘息，息止め発作，神経性咳嗽
		消化器系	唾液分泌異常，ヒステリー球，反芻，空気嚥下，神経性嘔吐，神経性下痢，腹痛，便秘，遺糞症
		泌尿器系	神経性頻尿症，夜尿症，尿閉
		四肢および筋肉系	ヒステリー性運動麻痺，(チック)，(吃音)
		感覚器系	ヒステリー性盲，ヒステリー性聾，ヒステリー性感覚麻痺，過敏，倒錯
II	神経性習癖 Neurotic Habits	食事障害	食欲不振，偏食，拒食，異嗜症，多食
		睡眠障害	不眠，夜驚，悪夢，夢中遊行
		言語障害	吃音，吶，緘黙
		身体玩弄癖，その他	指しゃぶり，爪かみ，自瀆，チック
III	情緒・行動の障害 Behavior Disorders	情緒上	神経質傾向，不安，恐怖，憤怒，嫉妬，反抗，我儘，孤独，内気，無口，白昼夢，敏感，遅鈍，内向的
		行動上	癇癖，嘘言，破壊癖，けんか癖，残酷，盗癖，無断欠席，性的非行，家出，放浪，放火

これらの症状(反応)は，心理的要因によって起こりやすい。しかし逆に，これらすべてを心因性の症状(反応)といえば，間違いである。発生機転について考える必要がある。
(高木俊一郎：生涯各期における心身症　I．小児期．口腔心身医学臨床講座　第I巻総論編．書林，東京，213-227，1989 より引用)

境の変化は，食行動にまで影響を及ぼし，早食いの傾向が認められる[3]。ある子どもでは，口に食物を入れて1〜2回程度噛んだあと，お茶で口の中の食物を流し込もうとする。また，ゆっくり食べていても口をくちゃくちゃと動かしているだけで，一向に嚥下しようとしない子もいる。そのような子どもたちに共通していえることは，顔の表情に乏しく，とても食事を楽しんでいるといった様子が見られないことであり，口が開きっぱなしで口唇が弛緩している。高木[4]は表10のように，心因性の精神および身体の不適応反応を「身体反応の障害」「神

表 11 精咀嚼習慣群と粗咀嚼習慣群を分類するための調査票

1. 食べるときによく噛んで食べることができない
2. 歯が丈夫なのに，好きなものをよく噛んで食べない
3. 食べ物を強く，ゆっくりとよく噛むことができない
4. ほうれん草のお浸しやひき肉，しらす干しなど，噛んですりつぶす物が食べられない
5. 丸干しの小魚やトウモロコシなど，噛みついて引きちぎる物が食べられない
6. ピーナッツや栗など，奥歯ですりつぶす物が食べられない
7. リンゴをかじりとり，奥歯でよく噛んで食べることができない
8. 普通に炊いたご飯が，奥歯でよく噛んで食べることができない
9. 蓮根や干しぶどうなど，奥歯でよく噛んで食べることができない
10. いりこやキュウリ・セロリなど，噛みきり奥歯でよく噛んで食べることができない
11. 肉片や骨付き肉など，引きちぎって奥歯でよく噛んで食べることができない
12. 食べるとき，噛む（アゴを動かす）速度が速いと思う
13. 食べ物を口一杯にほおばる
14. 食べ物を口にためたまま，チュクチュク吸うように食べている
15. 食べる時口も一緒に開いてパクパク食いをする
16. 勢いよく食べたり，飲んだりする方である
17. 食事はゆっくり落ち着いて食べられずよく噛んで食べていない
18. 食事は慌ただしくあら噛みで食べている
19. 一口のご飯を飲み込むまで7回以下しか噛んでいない
20. 食べ物を口にためたまま，なかなか飲み込まない
21. 食事の時に汁物やお茶がないと，ご飯が食べ難く飲み込めない
22. 噛んだ後は，上手く飲み込むことができない
23. 食べ物はあまり噛まないで大きいまま飲み込んでいる

（秋本光子：幼児の咀嚼習慣に関する疫学的研究―因子分析による調査表の検討―．福岡歯大誌 24：261-283, 1997 より引用）

経性習癖」「情緒・行動の障害」に分けているが，「食事障害」は指しゃぶりと同じように神経性習癖の一つに分類しており，筆者らの臨床経験においても，嚥下障害や咀嚼機能障害の患者において指しゃぶり経験者が多く認められることから，咀嚼習慣が機能的および精神的発育と密接な関係があると考えている。咀嚼は小児期における顎・顔面の発育ばかりでなく，精神や知能を発達させるうえで重要な役割を持っていることはいうまでもなく，健全な小児の成育を願う小児歯科医にとって，正常な咀嚼機能を獲得させる仕事が今後も増えていくものと思われる。都[5,6]は，歯科医療を単に歯の疾患，咬合および審美性の改善だけでなく，健康な口腔と摂食・咀嚼様式を改善することが，いろいろな疾患の予防や心身の健康を回復することになるという考えを示している。筆者らも

表 12　咀嚼習慣と体質傾向との関連

項　目	精咀嚼習慣群 平均 (S.D.)	粗咀嚼習慣群 平均 (S.D.)	t-test
下痢しやすい	7.83(2.95)	8.99(2.14)	***
ちょっとした原因で熱が出やすい	7.29(2.87)	9.10(1.85)	***
ふだん風邪をひきやすい	5.38(3.39)	7.72(2.89)	***
一般に皮膚が弱く湿疹などにかかりやすい	5.76(3.76)	7.12(3.59)	**

$**p<0.01$　$***p<0.001$

（秋本光子，尾崎正雄，住吉彩子，他：3歳児歯科健診での咀嚼習慣に関するアンケート調査—咀嚼習慣とその背景要因について—．小児歯誌 38：576-583，2000 より引用）

表 13　咀嚼習慣と神経質傾向との関連

項　目	精咀嚼習慣群 平均 (S.D.)	粗咀嚼習慣群 平均 (S.D.)	t-test
何か気になることがあると，親にたびたび確かめないと気がすまない	5.77(3.43)	7.11(3.48)	**
物事をひどく気にするたちである	6.46(3.20)	7.97(2.82)	***
年の割に心配性である	6.40(3.41)	7.63(3.29)	**
寝つきが悪いほうである	7.41(3.17)	8.43(2.84)	**
夢を見て泣いたり夜中に寝ぼけたりすることがある	5.44(3.66)	7.07(3.1)	***

$**p<0.01$　$***p<0.001$

（秋本光子，尾崎正雄，住吉彩子，他：3歳児歯科健診での咀嚼習慣に関するアンケート調査—咀嚼習慣とその背景要因について—．小児歯誌 38：576-583，2000 より引用）

同様な観点から食行動や咀嚼機能獲得のポイントである1歳6ヵ月児と3歳児の食行動を分析し，咀嚼異常者を少しでも早く見つける手段はないかと模索している。表11は本教室の秋本らが子どもの咀嚼状態を精咀嚼者群と粗咀嚼者群に分類するために開発した調査票である[7,8]。表12のように，体質傾向との関連において粗咀嚼者は，全身的な体質も有意に不安定であり，体調を崩すものが多い傾向にある。また，表13のように，神経質傾向との関連分析においても，

粗咀嚼者と精咀嚼者を比較すると，粗咀嚼者の方が有意に神経質傾向を示すことがわかった。このように咀嚼機能の発達は，身体的にも精神的にも影響を与えることが示されており，よく噛む咀嚼習慣を幼児期より習慣づけることが全人的健康にとって重要であり，母子保健活動の一環として，咀嚼の管理と指導は，今後重要な課題になるものと思われる。

B．小児の口腔衛生習慣

　小児の口腔清掃や食生活などの口腔衛生習慣は，咀嚼機能の発達と同じように保護者と小児との相互関係によって獲得するものである。特に学童期は，自我や超自我の確立により口腔清掃などの齲蝕予防活動が小児自身の管理下で行われる時期であり，生涯にわたる口腔衛生の観念が芽生える時期である。しかし，自我が形成されるまでに保護者の溺愛や過干渉などの養育態度によって，自制力や自立性などの基本的な性格に不調が起こると，精神面ばかりでなく不適応が起こると考えられており，それらが間接的に齲蝕の発現に影響する。そこで筆者らは，某山村部の小児を対象に，永久歯齲蝕増加と性格傾向との関連の追跡調査を行った[9]。対象は，小学1年生から小学6年生までの小児で，1回目の検診から2年後に行われた2回目の検診時に齲蝕増加の有無を判定したもの（男児205名，女児165名，計370名）を対象とした。

　図31は，齲蝕増加の有無と各性格傾向との関連を数量化Ⅲ類でパターン分析したものである。齲蝕の増加傾向を示す小児は，自主性，退行性，神経質および不安傾向との関連が深いことがわかった。また，生活習慣の調査結果と性格傾向との比較を行った結果，おかしの買い食い傾向のある小児は，小学校後期において顕示性，自制力，依存性，退行性などに有意に差が認められ，個人的に不安定であることがわかった（図32）。さらに，歯磨き回数が少ない小児では，小学校前期では自制力，小学校後期では依存性や個人安定性などが有意に不良であった（図33）。渋谷ら[10]は，喘息児の性格傾向を分析した結果，小学校前期よりも後期の方が歪んだ性格傾向を示したと述べている。筆者らの調査でも性

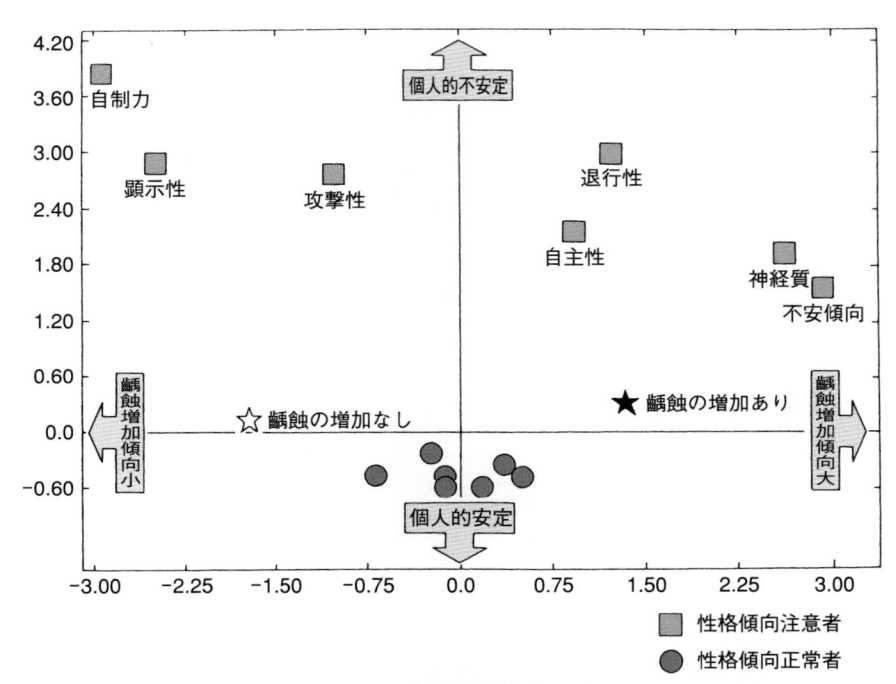

図 31 数量化III類による性格傾向と齲蝕増加パターン分析
(尾崎正雄, 石井 香, 久保山博子, 他：富士町小児の歯科齲蝕疫学調査 第3報—永久歯齲蝕増加と性格傾向との関連—. 小児歯誌 29：62-71, 1991 より引用)

格傾向と不良習慣との関連分析を小学校前期と後期に分けて分析した結果，渋谷らの報告と同じように小学校後期の方が歪んだ性格傾向を示した．

このように口腔衛生に関する生活習慣には，現代社会にまつわる複雑な家庭環境を反映しており，生活環境をも指導する立場にある小児歯科医および歯科衛生士にとって，複雑な家庭環境を柔軟に受け止める心構えが必要であろう．そして，早期に生活環境と生活習慣上の問題点を発見し，小学校前期までに全人的アプローチを行うことが，口腔衛生習慣を獲得させるうえで重要であると考える．

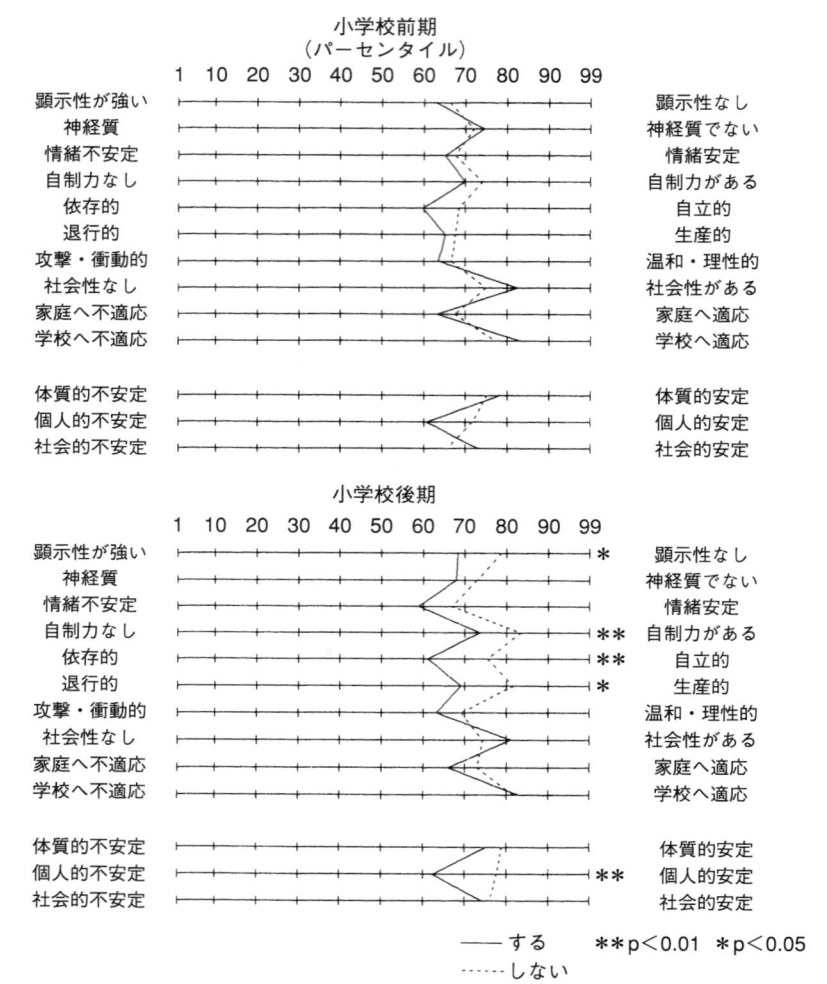

図 32　おかしの買い食い傾向と性格傾向

（尾崎正雄, 石井　香, 久保山博子, 他：富士町小児の歯科齲蝕疫学調査　第3報—永久歯齲蝕増加と性格傾向との関連—. 小児歯誌 29：62-71, 1991 より引用）

――する　　＊＊p＜0.01　＊p＜0.05
……しない

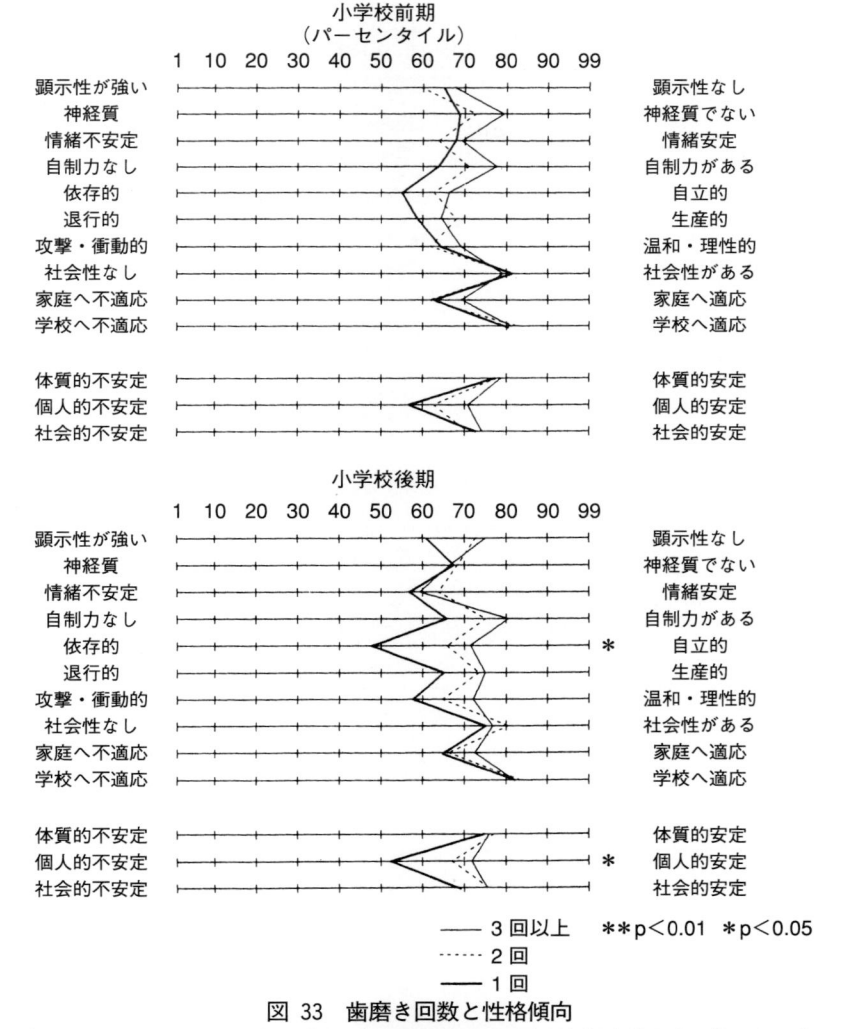

I. 小児歯科について　145

小学校前期
（パーセンタイル）

左	右
顕示性が強い	顕示性なし
神経質	神経質でない
情緒不安定	情緒安定
自制力なし	自制力がある
依存的	自立的
退行的	生産的
攻撃・衝動的	温和・理性的
社会性なし	社会性がある
家庭へ不適応	家庭へ適応
学校へ不適応	学校へ適応
体質的不安定	体質的安定
個人的不安定	個人的安定
社会的不安定	社会的安定

小学校後期

―― 3回以上　　**$p<0.01$　*$p<0.05$
······ 2回
―― 1回

図 33　歯磨き回数と性格傾向

（尾崎正雄, 石井　香, 久保山博子, 他：富士町小児の歯科齲蝕疫学調査　第3報―永久歯齲蝕増加と性格傾向との関連―. 小児歯誌 29：62-71, 1991 より引用）

文 献

1) 赤坂守人,中島一郎:4章頭蓋,顎顔面,口腔機能の発達,小児歯科学(赤坂守人,西野瑞穂,佐々龍二,編集).医歯薬出版,東京,38-58,2002
2) 斎藤　滋:噛むことと健康.噛む―口腔衛生と食生活―.GAP,22-30,1994
3) 日本小児歯科学会:小児の咀嚼機能に関する総合的研究―食生活,食べ方,生活環境等について―.小児歯誌 36:1-21,1998
4) 高木俊一郎:生涯各期における心身症　1.小児期,口腔心身医学臨床講座　第Ⅰ巻総論編.書林,東京,213-227,1989
5) 都　温彦:歯と摂食・咀嚼の全人的意義について.西日矯歯誌 33:1-14,1988
6) 都　温彦:いま,なぜ人には咀嚼指導が要か―その基礎と実際―.歯界展望 82:863-877,1993
7) 秋本光子:幼児の咀嚼習慣に関する疫学的研究―因子分析による調査表の検討―.福岡歯大誌 24:261-283,1997
8) 秋本光子,尾崎正雄,住吉彩子,他:3歳児歯科健診での咀嚼習慣に関するアンケート調査―咀嚼習慣とその背景要因について―.小児歯誌 38:576-583,2000
9) 尾崎正雄,石井　香,久保山博子,他:富士町小児の歯科齲蝕疫学調査　第3報―永久歯齲蝕増加と性格傾向との関連―.小児歯誌 29:62-71,1991
10) 渋谷信治,高木俊一郎:喘息児の性格傾向.心身医 27:503-509,1987

II．口腔衛生と歯周疾患と骨再生

横田　誠

　わが国の歯科医療は長く虫歯を中心に発展してきた。しかし，現在少子高齢化を迎え中高年の歯の喪失の第一にあげられる慢性疾患としての歯周病の予防や，治療の重要性が増してきている。その理由は，口腔の機能の維持や口腔内の感染の予防が高齢者になっても健康で長生きするため重要な要件としてクローズアップされてきたからである。高齢化社会における国家的問題は，生活習慣病の延長線上にある寝たきりやそれに伴う医療費の拡大である。その予防として咀嚼機能の回復や生活習慣病のリスクファクターとされている歯周疾患の治療，予防が改めて注目されているのである。そのことは 2000 年「健康日本 21」に，①栄養・食生活，②身体活動・運動，③休養・心の健康つくり，④たばこ，⑤アルコール，⑥歯の健康，⑦糖尿病，⑧循環器，⑨がんの九つの領域について 2010 年平成 22 年度までの到達目標を設定した。特に，⑥歯の歯周病予防に関しては，

　　①「成人期の歯周病予防」
　　②「歯間清掃用具使用の増加」
　などが指摘されている。
　「健康増進法」でも歯の健康の必要性がうたわれており，目標値が定められている。日本歯科医師会においても「8020」として具体的治療目標が示されており，この分野は今後の歯科界における breakthrough の最短距離にある分野といえる。

A. 歯周治療発展の歴史

　歯周疾患は，予防や治療が難しい疾患として，長く放置されてきた歴史があり，その後今日までの歯周病学の細菌についての考え方は下記のような流れで発展してきた。
　①歯石時代：ヒポクラテスが歯肉炎症は歯石が原因と指摘した
　②プラーク時代：1955～1970年プラーク原因時代，プラーク中の細菌―宿主応答時代―特異細菌時代
　③1980年代は宿主細菌相互作用時代と続く

　その後リスク因子としての歯石，咬合などが注目され，わが国においても原因の除去期としての初期治療の重要性が急速にクローズアップされてきた。さらにリスクファクターとして喫煙，糖尿病，ストレス，遺伝子多型などとの関係が明らかにされるにつれ，これらのリスクを減らすことにより効果的な歯周治療を展開し，その後の良好なメインテナンスへの移行が可能となりつつある。

　歯周病の予防を考えるうえでは，歯周病の特徴を知る必要がある。従来より歯周病原細菌の特徴により種々のタイプの歯周病分類が試みられており，若年型歯周炎や成人型歯周炎の特定細菌に関しては，一定量の情報から臨床へのフィードバックが可能になっている。しかし，種々の亜型に分類される歯周炎を細菌種のみで十分に説明予測できる状況までには至っていない。これは歯周病が口腔に常在する口腔内細菌に対する複合感染症であることや，細菌が宿主の要因や何らかの多因子性の影響を受けて，複雑な感染系が成立している。したがって，一次予防としては，特定細菌をたたくというよりもこの細菌叢を十分に除去することに焦点が絞られる。

1. プラーク細菌はバイオフィルム

　歯肉縁下プラークは，単に浮遊細菌の状態で存在しているだけでなく，多くの種類の口腔細菌が1 mg中10^8以上の凝集塊を形成している。これは莢膜様糖衣（glycocalyx）に覆われた独自のエコシステムを形成して共生，共存し，好中球，マクロファージ，免疫グロブリン，補体などから防御されている。歯周病が単純に抗菌薬では治りにくいのはこのような，菌体構造によると考えられ

ている。したがって，歯周病の予防や治療には，このバイオフィルムの除去を機械的に行うことにフォーカスがあてられており，現状における薬物療法は，物理的処置を補完する程度でその役割は必ずしも大きくない。

2．ハイリスク患者の術前診断の可能性

歯周病は，細菌感染症ではあるが，最終的には，自己のサイトカインが破壊に関与する疾患である。特に将来の組織破壊の予測因子として次のものがあげられている。IL-1，IL-6，IgG，ALP・AST，ELa，PGE 2 などはアタッチメントロスとの間に高い関連を示している。また免疫担当細胞に関連する遺伝子型としては，多型核白血球の IgGFc レセプター III の NA 2 遺伝子型，HLA 遺伝子型などが早期発症型歯周炎に関連性があると考えられている。また IL-1 産生遺伝子の IL-1 A-889 アレル 2，IL-1 B+3953 アレル 2 遺伝子型を有する人において炎症と骨吸収に関連性があるとの報告もなされている。今後歯周疾患のハイリスク患者における免疫学的，遺伝学的診断の確立がまたれる。

3．喫煙は歯周病の最大のリスク因子である

喫煙がアタッチメントロスの risk indicator となるかについて，多くの研究で明らかにされてきている。ニューヨーク州郊外で行われた研究では，歯周病原細菌のオッズ比 Pg 菌が 1.7，Bf 菌が 2.5 とされていることに対して，重度喫煙群では，4.8 と喫煙が歯周病のリスクとして細菌の 2 倍以上高いことを示している。これだけを見ると一次予防としては，口腔清掃の効果より禁煙の予防効果の方が高いと考えることもできる。臨床的には，ハイリスク患者の多くに禁煙患者が含まれている可能性に注意が必要である。したがって，現在禁煙していても，過去の喫煙の影響もあるので，詳細に喫煙習慣については記録をとる必要がある。

B. 口腔ケアは生活習慣病の予防につながる

　この10年，米国歯周病学を中心に歯周病と心臓血管病変との関連性が疫学調査で明らかにされ，Periodontal Medicine という概念が提唱されている。いかに心臓血管病変，嚥下性肺炎，糖尿病，早産・低出生体重児と歯周病との関連があるかを述べる。

1. 歯周疾患と心臓血管病変との関連

　バイオフィルムがはがれて全身へと拡散して，心筋梗塞，脳梗塞，などの引き金になることが注目されている。特に米国においては男女とも，冠動脈疾患が死亡原因の第一を占めていることから米国歯周病学会では，歯周病と冠動脈疾患との関連について世界的に向けて広報活動を行っている。理論的背景としては，歯周組織の炎症巣からマクロファージや好中球が血管内皮細胞に付着してアテローム性動脈硬化発症の引き金になり，これが血栓形成を促し心筋梗塞，脳梗塞，などを引き起こすと考えられている。また歯周病関連細菌のなかでも *P. gingivalis*, *P. intermedia*, *A. actinomycetemcomitans*, *Treponema denticola* などがアテロームの中から検出されたとの報告もあり，これらの血管病変と歯周疾患との関連の状況証拠となっている。現在，歯周病を治せば血管病変を予防できるかどうかを示した研究も進行中であり，それらの報告がまたれるところである。

2. 歯周病と嚥下性肺炎との関連

　口腔内細菌や歯周病原細菌と嚥下性肺炎との関連は，もっとも強力なエビデンスと研究報告に裏打ちされている。つまり口腔ケアと発熱の関係，介護施設における，口腔ケアにより劇的に発熱が減少したなどの報告が相次いでいる。特に，嚥下性肺炎は口腔内細菌が混ざった食物，胃内容物の誤嚥などにより生じる不顕性誤嚥が重要な問題とされている。Yoneyama らは，わが国で特別養護老人ホーム入居者417名について歯科医師，歯科衛生士により専門的な口腔清掃を週に2回行い，研究期間中に発熱したのはケア群15％，ノンケア群は29％で59％の抑制効果を示している。このように口腔内ケアと肺炎の関係

は，高齢者の生命にかかわる領域として医科歯科共通の研究が進められつつある。

3．歯周病と糖尿病との関連

現在わが国では，糖尿病患者は700万人ともいわれ同数の糖尿病予備軍がいるとされている。40歳以上の糖尿病患者では，糖尿病の期間が長くなるほど歯周病が進行することも示されている。一方，歯周病罹患者ではインスリン抵抗性が悪くなり，血糖値が増悪することが示されている。Grossiらは，2型糖尿病と重度の歯周炎に罹患している患者85人を用いて歯周治療の影響を調べている。それによると歯周治療と抗菌薬を与えた群は血糖値が下がったと報告されている。その後も歯周治療が血糖値に影響を及ぼすことが報告されており歯周病と糖尿病との双方向の関係があると指摘されている。

4．歯周病と低出生体重児

歯周炎がヒト症例対症研究により低出生体重児を生んだ母親は，そうでない正常出産の母親よりアタッチメントロスが優位に高いことがわかった。特に他のリスク因子を調整した場合でも，歯周炎がリスク因子として強力であることを示している。またJeffcoat重度歯周炎患者は早産の独立した危険因子であることを示しており，日本においても同様な報告がなされている。このような歯周病と本疾患との機序に関しては，歯周病嫌気性菌の代謝産物LPSが血行中に持続的に子宮内に入り込み子宮内に拡散して，PG合成を引き起こし子宮収縮を引き起こすのではないかとの仮設が述べられている。しかし，最近の研究では，タバコの交絡因子との関係を見直す必要があるとの報告もある。

5．その他疾患との関連

歯周病と他の疾患との関連性としては，骨粗鬆症，皮膚病，腎炎，関節炎などとの関連性も注目されている。

以上のように従来歯周疾患のリスク因子が原因と考えられてきた疾患が歯周病からも影響を受けていることが明らかになってきた。つまり，これらの疾患と歯周病とには双方向の関連があることが明らかになってきたのである。モチ

```
         ┌─────────┐
         │ 診査・診断 │ ──▷ 暫間的治療計画
         └─────────┘
              ↓
         ┌─────────┐
         │  基本治療  │
         └─────────┘
              ↓
         ┌─────────┐
         │  再評価   │ ──▷ 確定的治療計画
         └─────────┘
              ↓
 ┌──────┐ ┌──────┐ ┌──────┐ ┌──────────┐
 │ 歯周外科 │ │ 補綴治療 │ │ 矯正治療 │ │ インプラント治療 │
 └──────┘ └──────┘ └──────┘ └──────────┘
              ↓
         ┌─────────┐
         │  再評価   │
         └─────────┘
              ↓
         ┌─────────┐
         │ メインテナンス│
         └─────────┘
```

図 34　歯周治療の流れ

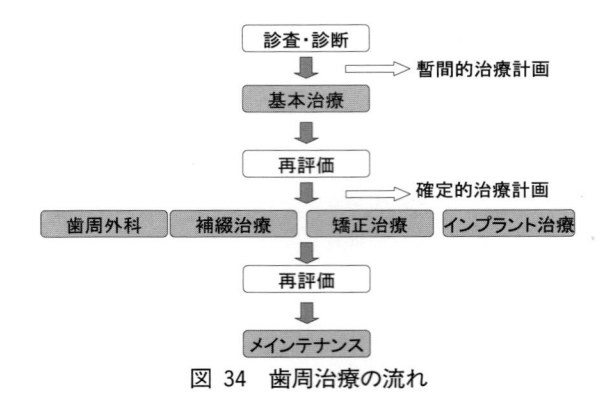

ベーションの難しい患者では，このことを知ったうえで患者の教育に利用する方法もある。

C．歯周治療の流れ

1．歯周治療の進め方

　歯周治療を効果的に行うためには，まず歯科医師および歯科衛生士が歯周疾患の原因と成り立ちおよび歯周治療の基本的な考え方や術式を詳細に理解したうえで，的確な診査・診断を行うことである。次にその結果をもとに患者の希望・経済状態・全身状態をも考慮して，適切な「治療計画」を立案し，患者に説明し承諾を得て，それに沿って治療を進めていくことが重要である。基本的な治療の流れは図 34 に示すとおりである。

【症　例】図 35
　モチベーションの困難な中年患者に行動変容，習慣の改善により，非外科治療と外科手術により再生が生じた症例を示す。
患　者：S.S（61 歳，男性）

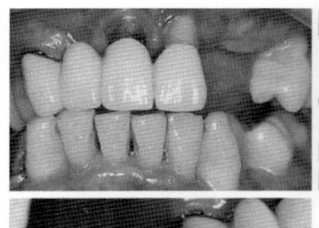

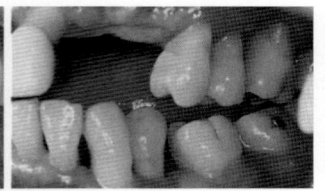

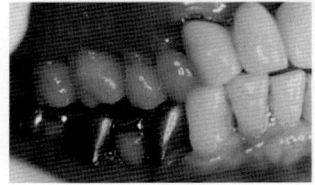

図 35 【症　例】の'97 初診時口腔内所見

初　診：1997.7.7
主　訴：上顎前歯の動揺および歯肉からの出血，排膿
現病歴：50歳頃から上顎前歯の動揺を感じ，数年後に上顎のすべての歯の動揺と歯肉からの出血，排膿を自覚するようになった。1994年近医を受診し，その後毎月1回の割合で3年間歯周治療を続けた。しかし，近医は，良好な治療結果が得られないこととモチベーションがうまくいかないという理由で当歯周病科を紹介した。
STAI：状態不安II，特性不安II
既往歴：特記事項なし
家族歴：特記事項なし
診断およびコメント：治療は続けられてはいたが，プラークコントロールの不良と反応性の悪い歯周組織のために重度の歯周ポケットが残存したままである。紹介時のレントゲン像には歯槽骨頂部吸収像が認められ，骨吸収が進行中であることが示された（図35，図36，図37）。

2．治療計画

　歯周病についての患者教育の徹底を行いプラークコントロールを改善させ，再度非外科治療を中心に治療を進め歯周組織反応をみることにする。その後歯周外科と咬合治療を行う（図38）。

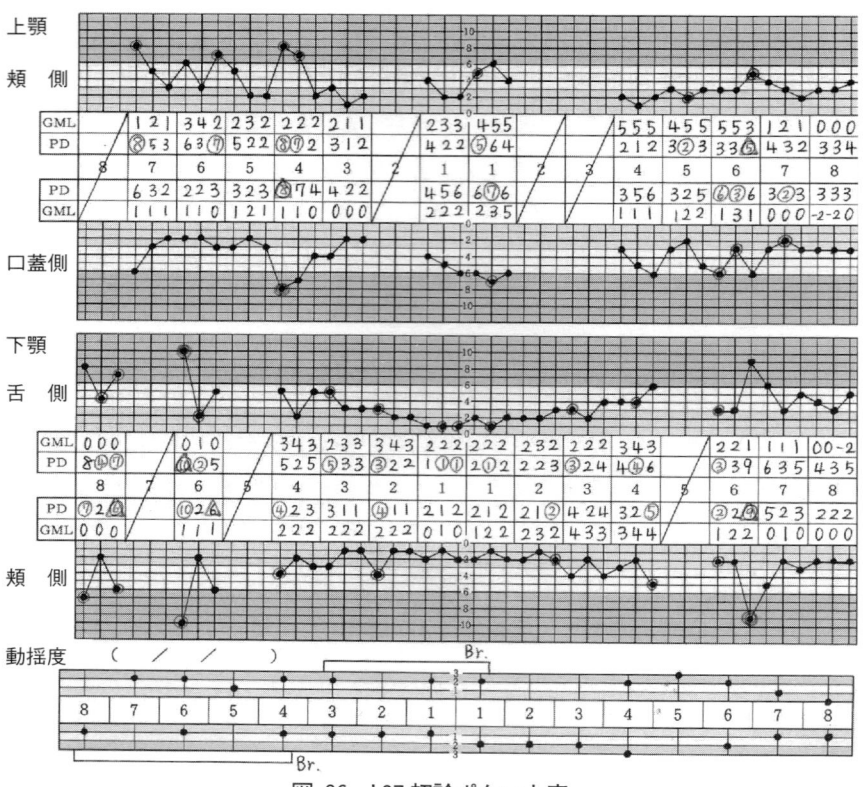

図 36 '97 初診ポケット表
臼歯部に 8 mm 以上のポケットがみられる。

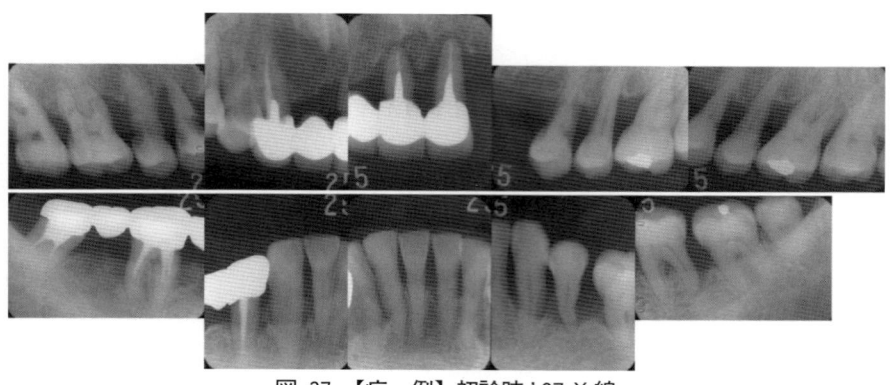

図 37 【症 例】初診時 '97 X 線
重度の骨吸収がみられる。

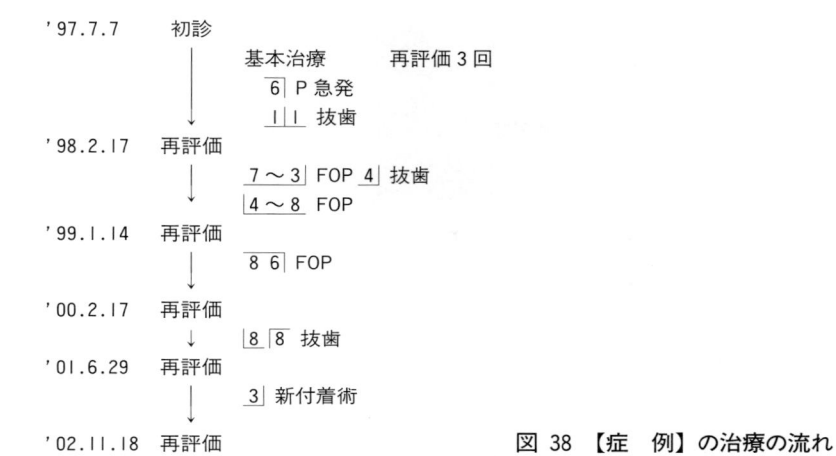

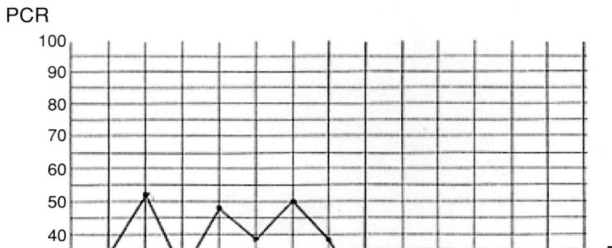

II．口腔衛生と歯周疾患と骨再生　　*155*

```
'97.7.7    初診
            ↓      基本治療     再評価3回
                    6̄| P急発
                    1|1 抜歯
'98.2.17   再評価
            ↓      7〜3| FOP 4̄| 抜歯
                    4〜8 FOP
'99.1.14   再評価
            ↓      8̄ 6̄| FOP
'00.2.17   再評価
            ↓      8| 8̄ 抜歯
'01.6.29   再評価
            ↓      3| 新付着術
'02.11.18  再評価
```

図 38　【症　例】の治療の流れ

図 39　紹介時からPCRの推移

　来院7回目から行動の変容が生じていることがわかる。

3．治療経過

プラークコントロールモチベーションの困難性

　プラークコントロールは，来院6回目まで著しい改善が見られなかったが，来院ごとに徹底した患者教育を行った結果，急速に行動の変容が生じて来院8

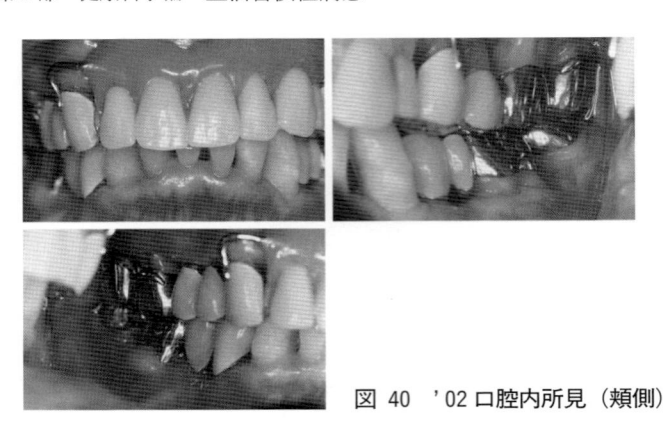

図40　'02 口腔内所見（頬側）

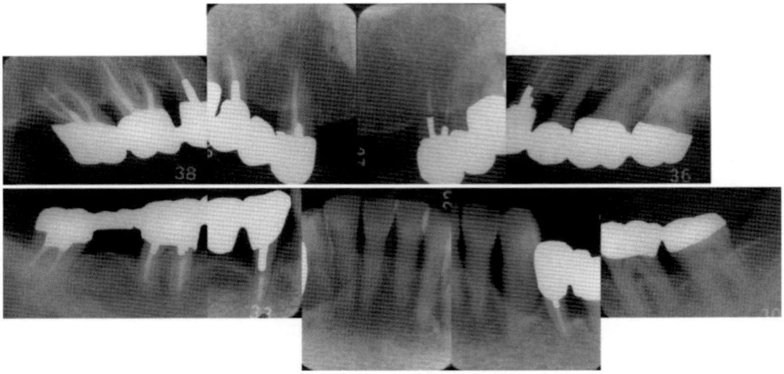

図41　メインテナンス中'02 X線

回から20％以下のPCRレベルに到達した（図39）。このようなモチベーションの難しい患者は，不安が低い患者に見られがちである。この間基本治療と非外科治療を中心に進め約7ヵ月を要した。下顎左側第一小臼歯は一見 Hopeless Tooth と思われたが，抜髄・咬頭削除による緩圧を図ったうえで固定を行い，歯槽骨の改善が認められた。また上顎左右臼歯部・下顎右側臼歯部は，フラップ手術と固定により著しい歯槽骨の改善がみられた。以上，本症例は長期的な炎症のコントロールと適切な咬合治療などの包括的治療によって，良好な結果が得られた（図40～図46）。

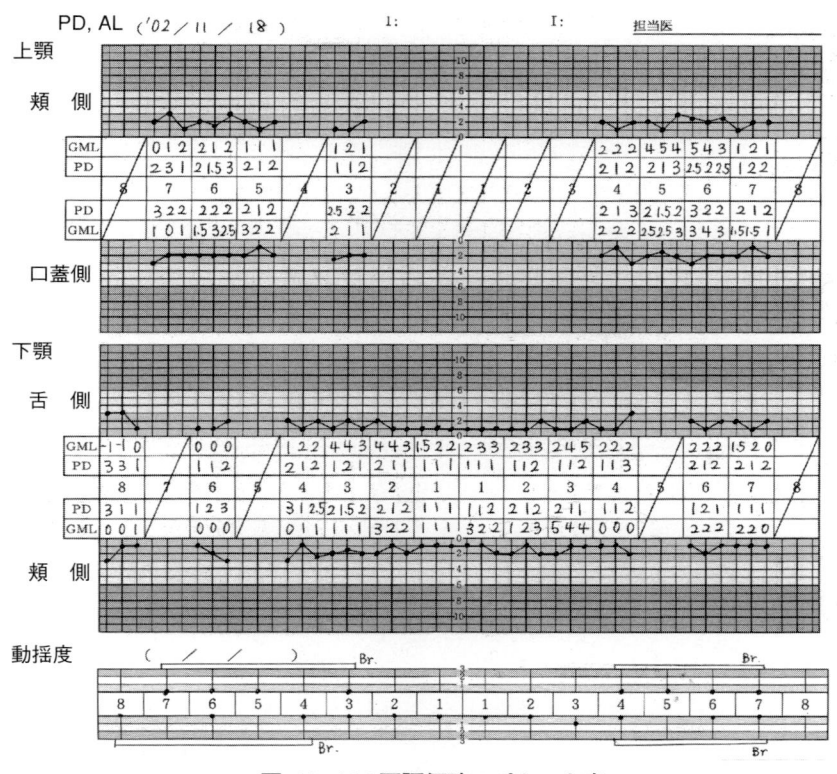

II. 口腔衛生と歯周疾患と骨再生　157

図 42　'02 再評価時のポケット表

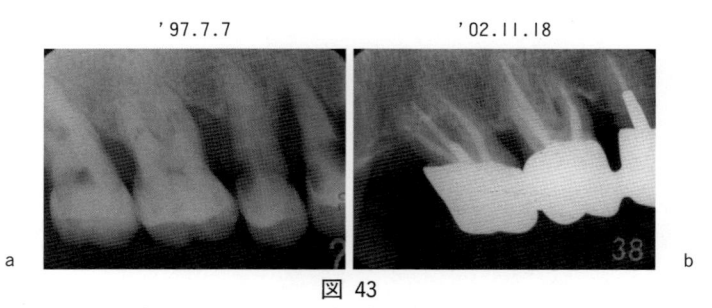

図 43
a：初診，b：メインテナンス中のレントゲン像では，歯槽骨頂部に著しい骨の再生がみられる。

'97.7.7 初診 '02.11.18

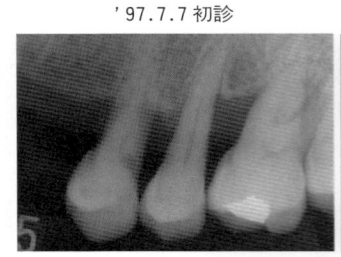

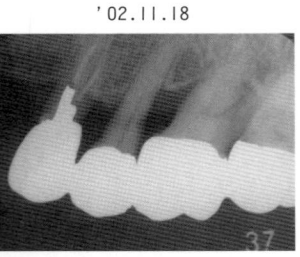

図 44
a：初診，左上 4，5 にプランジャーカスプが認められる。
b：メインテナンス

'97.7.7 '02.11.18

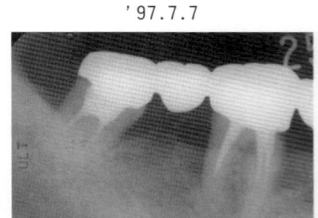

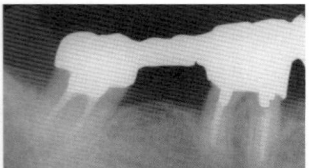

図 45
a：初診時，右下 6 番の遠心と近心に著明な骨吸収が認められる。b：メインテナンス期である。特別な再生療法を行ったわけではない，徹底した炎症のコントロールと咬合治療により骨頂部に再生が生じた。

'97.7.7, '02.11.18,

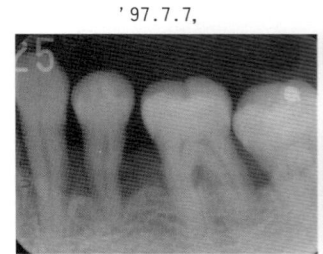

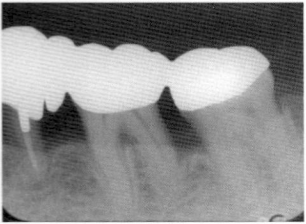

図 46
a：初診，b：メインテナンス。左下 5，6 に著明な骨再生が認められる。

D. 最近の歯周治療の進歩

1. 再生療法

(1) 再生への条件

歯周治療に再生を求めるためには，次のような臨床的条件がそろっていることが重要である。①プラークコントロールが徹底できている。②プロービングデプス3mm以下。③咬合関係の不調和がない。④タバコなどのマルチリスクファクターが少ない。⑤全身的に健康などである。

(2) 再生療法の種類

歯周治療が進歩するにつれ，従来では治療が難しいと考えられた症例においても再生の可能性が発展しつつある。すでに歯根表面から失われた歯根膜線維や感染セメント質それに歯槽骨を再生させるために現在実用化されているものではGTR法やエムドゲインなどがあり，研究中のものとしては，各種成長ホルモン，サイトカインなどがある。

① GTR法

歯周組織の創傷の治癒過程は，上皮の増殖が早いために本来再生して欲しい歯根膜組織が根面に再生付着する前に上皮が侵入することが問題とされてきた。それを改善するために1982年に北欧の研究者グループが上皮，歯肉結合織，歯槽骨を排除する重要性を研究して，歯肉と根面との間にミリポアフィルターを挿入することにより歯根面に上皮が侵入するのを防ぎ，歯根膜と歯槽骨が増殖するスペースを確保し，再生させることに成功した術式を開発した。

② エナメル基質（エムドゲイン）による誘導再生法

GTR法とは異なり歯小囊から抽出したエナメル上皮鞘から分泌されたエナメル基質蛋白を直接根面に塗布して，ヒトにおける発生過程を模倣した生物学的概念で発達させた術式である。この再生の特徴は，再生された根面に発生過程と同様な無細胞セメント質を沈着されることである。GTR法では，再生部位には細胞性セメント質増殖は起こるが，付着形態は弱いのではないかと考えられており，エムドゲインによる再生を true regeneration と呼ぶ場合もある

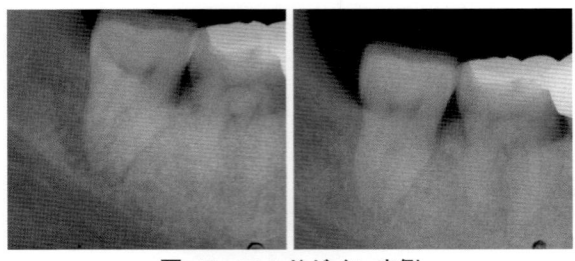

図 47　エムドゲイン症例
a：術前；7 遠心頰側 PPD 11 mm, PAL 15 mm
　　根尖に到達するポケット
b：術後 8 ヵ月；PPD 3 mm, PAL 5 mm
　　アタッチメント獲得は 10 mm

(図 47)。

③現在研究中の再生療法

歯周組織の再生療法の歴史は，歯周病学の歴史そのものである．確実性のある再生療法は 1982 年の GTR 法に始まり現在のエムドゲインと続いている．しかし，現状はすべて満足いく結果が得られているとは限らない状態である．そこへティッシュエンジニアリングによる工学との学際的共同研究が始まり種々の研究が実現化を目指している．現在研究中のものとしては以下のものがあげられている．

①PRP，②骨増殖因子(BMP)，③塩基性線維芽細胞細胞(FGF-2)，④骨髄幹細胞，⑤歯根膜の再生培養など企業化も視野に入れた開発研究が進んでいる分野もある．

E．生活習慣病としての歯周治療におけるパラダイムシフト

歯周病のような生活習慣病を治療する主人公はあくまで患者自身である．そのために歯科医師を中心とした医療チームの役割は専門職の立場から患者の行

動変容を支援することは，高度の治療術式と同様にその重要性は非常に高い。そこでの医師―患者関係は，「相互参加型」でなければならない。これを「アドヒアレンスと呼ばれ，患者の側からいえば，日常生活の場でいかにこれを遵守するか，歯科医師の側からいえば，患者の意向，性格や背景を尊重し，この問題に焦点を合わせた日常診療を行うかなど，双方の「やる気」が問われる概念である。

　歯周治療においても，プラークコントロールという日常的な生活習慣の変容のためには，医療チームは，コンプライアンスという医師の助言に従うという患者側に従順さを求めていた意識から，これからはアドヒアランスへの意識改革を自らが行い自らの行動変容が必要とされる。

　ティッシュエンジニアリングによる再生療法などの研究開発が活発に行われているが，慢性疾患の長期治療，ケア，メインテナンスには，良好な医師―患者関係の成立が今後の歯周治療における大きなパラダイムシフトである。

文　献

1) Offenbacher S : Periodontal disease : pathogenesis. Ann Periodontol 1 : 821-878, 1996
2) Williams RC, Offenbacher S : Periodontal medicine : the emergence of a new branch of periodontology. Periodontol 2000, 23 : 9-12, 2000
3) Garcia RI, Henshaw MM, Krall EA : Relationship between periodontal disease and systemic health. Periodontol 2000, 25 : 21-36, 2001

III. 口腔消化と血糖値との関係

内野　玲, 都　温彦

A. 口腔消化

　口腔は発声および味覚器官としての機能のみならず,消化管の最上部にあり,咀嚼器官としての機械的・化学的,生理的機能を果たしている。
　なかでも口腔消化は食べ物の咀嚼と唾液アミラーゼの作用によって炭水化物であるでんぷんを麦芽糖にまで加水分解して化学的消化をする。
　唾液アミラーゼの作用は,でんぷんから各種デキストリン（アミロデキストリン・エリトロデキストリン・アクロデキストリン）を経て麦芽糖にまで変化させる。その経過はヨウ素でんぷん反応によってその大要を観察することができる[1]。
　口腔消化は植物食の炭水化物を主食とする人間の活動エネルギーや消化器の健康維持にとって大事な生理的機能である。
　現代の咀嚼習慣は,あまり噛まなくてすむ加工食品の普及と影響によって7,8割の人達に粗噛みの食事習慣が認められる[2,3]。現代人は加工食品によって口腔消化を省いた食事習慣を行っているといえる。すなわち,咀嚼によって口腔内で麦芽糖まで消化されるはずの炭水化物は現代の粗噛み習慣では,ほとんど膵臓のアミラーゼに委ねられていると考えられる。口腔消化を省いた粗噛みの

食生活は多量の膵臓アミラーゼ，そして多量の血糖上昇に対するインシュリンを必要とし，膵臓への負担を大きくしているのではないかと考えられる。

筆者らはヒトにおける咀嚼と唾液アミラーゼによる口腔消化の観察を行った。

その結果，御飯の咀嚼回数と口腔消化との相関性が認められた。

御飯の重量は予備実験において口腔消化をもっとも鋭敏に表す3gを用いた。

そして咀嚼前の御飯3gとその御飯における咀嚼回数5回，10回，15回，20回，30回のヨウ素でんぷん反応による比色状態の観察を行った[4]。

比色状態は，咀嚼を行っていない御飯の米粒の色は全体が濃紺（青色）であった。

5回咀嚼では全体的に黒紫色の米粒のなかに，ところどころ白味がかった紫色の米粒がみられた。

10回,15回咀嚼では全体的に赤紫色を帯びた米粒のなかにところどころ紫色の米粒がみられた。

20回咀嚼では全体的に薄い褐色あるいは白色の米粒のなかに赤紫色を帯びた米粒がみられた。

30回咀嚼では全体的に白色を呈しているのが認められた。

以上の観察から咀嚼回数と口腔消化との相関が認められた。この現象は正常咬合者の場合，ほとんど再現性と普遍性が認められた。

そこで口腔消化に関して，5段階の評価基準を作成した。すなわち，咀嚼回数が少なく口腔消化の低い順から5回咀嚼の場合の口腔消化をⅠ，10回咀嚼をⅡ，15回咀嚼をⅢ，20回咀嚼をⅣ，30回咀嚼をⅤに五つの段階を設定した。そしてⅠ，Ⅱを口腔消化不全とし，Ⅲ，Ⅳ，Ⅴを良好とみなすことにした（図48）。

Ⅲを良好とみなした理由はⅤの例数が著しく少ないためである。

次に口腔消化に関する咀嚼による機械的，化学的消化を取り上げて，その影響因子について観察した。

その結果，口腔消化不全に及ぼす影響因子として，歯牙欠損，咬合不全，咀嚼運動の未熟，短い咀嚼時間と早い咀嚼，口腔内における大量の御飯摂取，咀嚼時における精神的緊張状況。そして，口腔消化促進に及ぼす影響因子として，

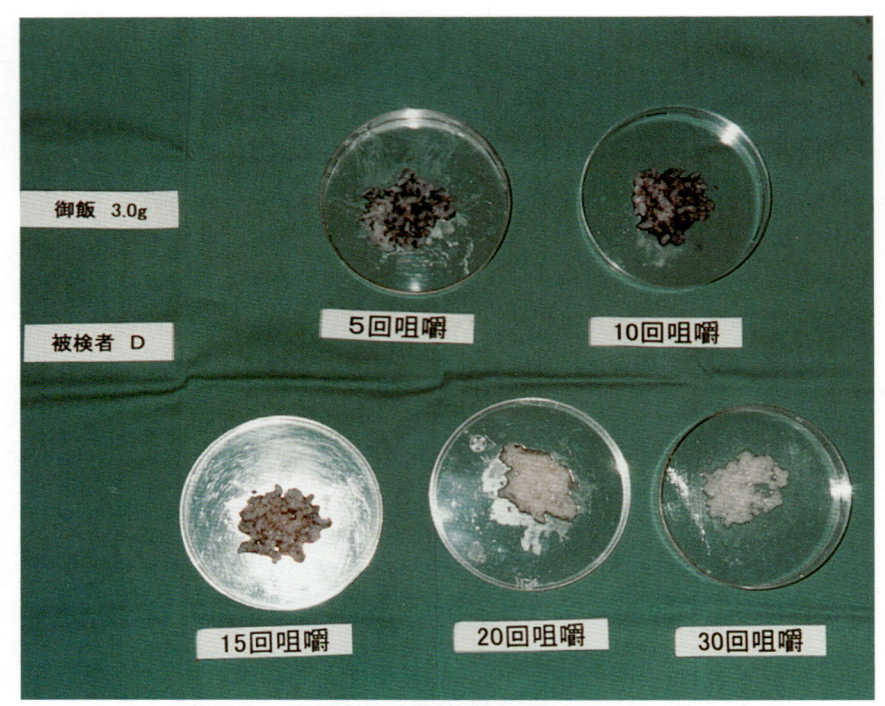

図 48　咀嚼回数と口腔消化との関係―ヨウ素でんぷん反応による観察―

機能的正常咬合，咀嚼の習熟，ゆっくりとした咀嚼時間，3g程度の少量の口腔内摂取，咀嚼時のリラックス状況，梅干の味覚刺激による唾液分泌の促進などが認められた。

B．咀嚼と血糖値との関係

　口腔消化は多糖類の炭水化物を咀嚼と唾液アミラーゼの作用によって二糖類の麦芽糖まで加水分解によって消化される。次に嚥下された食塊は十二指腸において膵臓のアミラーゼにより単糖類の血糖まで化学的消化される。

筆者らは口腔消化良好者と不全者の血糖値について経時的観察を行い，咀嚼が耐糖能に影響することを観察した[5]。

観察対象は健康青年 81 人，平均年齢 25.0±2.8（S. D.）歳である。

普段の食事における口腔消化の内訳は口腔消化良好者 21 人 26％，口腔消化不全者 60 人 74％であった。

血糖値の観察は咀嚼様式が異なる第 1 日目と第 2 日目の 2 日間行った。測定時間は昼食前空腹時と昼食後 30 分，60 分，120 分の 4 回である。

なお第 1 日目と第 2 日目，両日の昼食は同じ内容のものとした。

食事に対する精および粗咀嚼の指示については当日の昼食についてのみ，第 1 日目は粗噛みの粗咀嚼そして第 2 日目はよく噛む精咀嚼（1 口約 20 回）の指示介入を行った。

両日の朝食については特に咀嚼様式の指示は行っていない。

本観察は測定当日における昼食時 1 回の精および粗咀嚼の介入が特徴である。そして，第 1 日目の粗咀嚼指示と第 2 日目の精咀嚼指示による様式の違いが反映させるように目論んだ。

1．結果および考察

①咀嚼習慣と相関する口腔消化良好者および不全者が粗噛みを指示された場合では，昼食後 60 分，120 分の血糖値は口腔消化良好者群の方が不全者群より低かった（図 49）。

このことは当日 1 回の粗咀嚼指示の介入よりも口腔消化良好者，すなわち精咀嚼習慣を行っている者の方が全身的耐糖能が高いと考えられた。

②普段の咀嚼習慣をあらわしている口腔消化良好者および不全者が精咀嚼を指示された場合では，昼食後 30 分，60 分，120 分の血糖値は口腔消化良好者群の方が不全者群より低かった。そして，血糖値はいずれの場合の精咀嚼指示よりも絶対値は低かった（図 50）。

このことは咀嚼習慣と相関する口腔消化良好者の方が 1 回のみの精および粗咀嚼指示の介入よりも全身的耐糖能に与える影響が大きいためと考えられた。

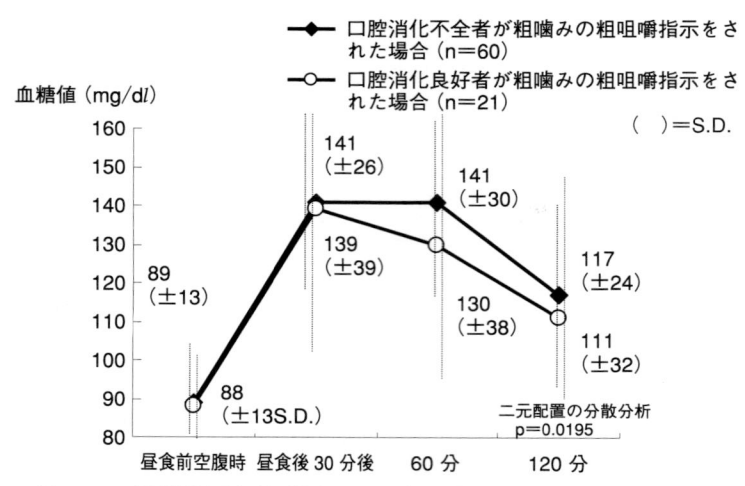

図 49 口腔消化不全者（評価Ⅰ，Ⅱ）と良好者（Ⅲ，Ⅳ，Ⅴ）群の血糖値の比較—粗咀嚼指示（第1日目）—

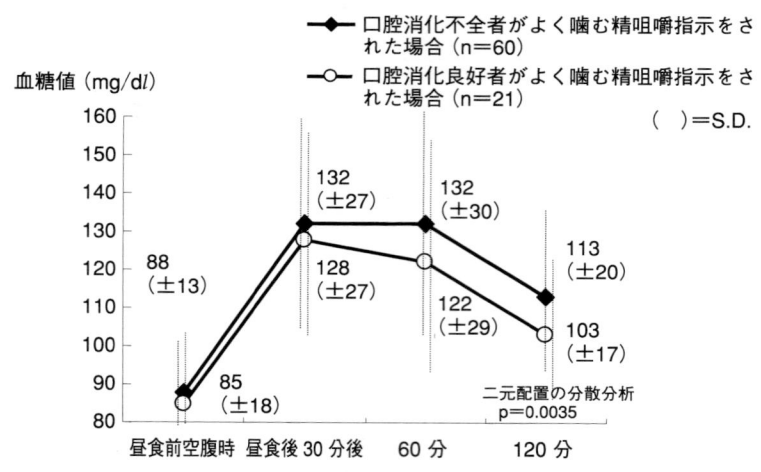

図 50 口腔消化不全者（評価Ⅰ，Ⅱ）と良好者（Ⅲ，Ⅳ，Ⅴ）群の血糖値の比較—精咀嚼指示（第2日目）—

2．まとめ

①よく噛む精咀嚼とあまり噛まない粗咀嚼の指示，そして口腔消化は血糖値に影響することが認められた。なかでも1回の咀嚼の指示介入よりも普段の咀嚼習慣における口腔消化が耐糖能に対する影響が大きいと考えられた。
②口腔消化良好をもたらす精咀嚼習慣は生活習慣病としての糖尿病の予防にとって重要であることが示唆された。

文　献

1) 島村虎猪，星冬四郎：島村家畜生理学（口腔消化）．金原出版，東京，65-70，1926
2) 古賀　勉，都　温彦：顎関節症患者における咀嚼指導の治療的意義および生活習慣性病態に関する臨床的研究．日本心身医学会雑誌，163-164，2000
3) 境栄一郎，都　温彦：咀嚼習慣と体重との関係　第1報―年代別観察―．日本歯科心身医学会雑誌 17 (2)，2002
4) 内野　玲，豊福　明，宮城太郎，都　温彦：口腔消化と血糖値との関係．第57回日本口腔科学会総会，福岡，2003
5) 都　温彦：咀嚼と健康（ヒトの食性の進化と咀嚼と血糖値）．第26回日本医学会総会会誌 (1)，12-13，2003

IV. 唾液分泌と自律神経機能

都　温彦

　食事に際しては，咀嚼における味覚や触覚とともに唾液や消化液の分泌が反射的に誘発される。さらに視覚，嗅覚などの感覚とともに情動も生じる。このように口腔の働きは，脳神経機能そして自律神経機能や精神生理学的作用とも密接に関連している。
　自律神経機能検査法の一つである Autonomic R-100 を用いた，種々の病態や生態について観察した報告がみられる。
　そこで，消化器の入り口である口腔の咀嚼機能と，唾液分泌について自律神経機能との関係を Autonomic R-100 を用いて観察した。観察は梅肉を用いた味覚刺激による唾液分泌促進について施行した。

A．観察対象ならびに方法

　観察対象は 21 歳から 29 歳までの健康な男性 50 人である（**表 14**）。
　測定に用いた Autonomic R-100 はエム・イー・コマーシャル KK 製で，自律神経機能を定量的に把握するものである。これは心電図 R-R 間隔の変動係数 coefficient variation（CV 値）が演算処理によって表現できるものである。指標となる CV 値は，R-R 間隔の変動標準偏差/R-R 間隔平均値×100 によって算出される。

IV. 唾液分泌と自律神経機能

表 14　観察対象

味覚刺激群	男性 18 名，25.1±1.7 歳
コントロール群	男性 13 名，25.6±2.0 歳

年齢：平均±S.D.

（疋田　実，都　温彦：摂食が自律神経機能に及ぼす影響—Autonomic R-100 を用いた実験的観察—．第 1 回日本歯科心身医学会発表．1986，都　温彦：歯科臨床のための心身医学—患者と症状の人間的理解—．金原出版，東京，115-119，1986 より引用）

表 15　味覚刺激群とコントロール群の CV 値（%）

		1	2	3	4
味覚刺激群	行程	仰臥位にて安静 15 分間	安静時 CV 値(%)測定（味覚刺激前）	行程 2 終了直後梅肉を十分に味わせて，1 分後 CV 値（%）測定	行程 3 終了から 5 分後 CV 値（%）測定
			安静仰臥位		
	CV±S.E.(%)		4.74±1.87	7.07±2.01	4.76±1.39
コントロール群	行程	仰臥位にて安静 15 分間	安静時 CV 値(%)測定（味覚刺激前）	上記行程に要した時間に合せて CV 値（%）測定	行程 3 終了から 5 分後 CV 値（%）測定
			安静仰臥位		
	CV±S.E.(%)		4.11±0.75	4.32±0.49	4.61±0.65

（疋田　実，都　温彦：摂食が自律神経機能に及ぼす影響—Autonomic R-100 を用いた実験的観察—．第 1 回日本歯科心身医学会発表．1986，都　温彦：歯科臨床のための心身医学—患者と症状の人間的理解—．金原出版，東京，115-119，1986 より引用）

心電図 R-R 間隔は正常洞調律においてもわずかに変動しており，R-R 間隔の変動は硫酸アトロピン投与により消失するので，この変動の度合いは副交感神経機能を反映している。安静時，深呼吸時，あるいは起立時の心電図を記録

することにより，まったく非侵襲的に自律神経機能を定量的に表現することができる，とされている。

ここで，CV値を下降させる因子としては，副交感神経機能低下そして交感神経機能亢進，また上昇させる因子としては交感神経機能低下，副交感神経機能亢進などがあげられている。しかし，交感神経機能に関してはCV値に対する影響が疑問視されているところがある。

梅肉を用いた味覚刺激による唾液分泌促進群では，被験者に梅干し1個分の梅肉を1分間十分に味わせた。同時に十分な唾液分泌が行われてから梅肉を取り除いた。その直後のCV値，およびそれより5分後のCV値を観察した。

またコントロール群では，味覚刺激群の観察各行程に対応するようにCV値を観察した（表15）。

B．結　果

梅肉を用いた味覚刺激による唾液分泌促進群18例とコントロール群13例における観察行程のCV値の観察は図51，図52のごとくである。梅肉による味覚刺激群の観察各行程のCV値の平均の比較は，梅肉による味覚刺激群の安静時では$4.74 \pm 1.87\%$，味覚刺激直後は$7.07 \pm 2.01\%$，味覚刺激より5分後は$4.76 \pm 1.39\%$であった。一方，コントロール群のCV値の平均は，それぞれ$4.11 \pm 0.75\%$，$4.32 \pm 0.49\%$，$4.61 \pm 0.65\%$であった（表15）。梅肉による味覚刺激直後のCV値は，安静時すなわち味覚刺激前と，味覚刺激より5分後のCV値と比較して，1%以下の危険率で有意な上昇が認められた。コントロール群では，観察各行程において有意差は認められなかった。梅肉による味覚刺激直後のCV値は，コントロール群のCV値と比較して，1%以下の危険率で有意な上昇が認められた。

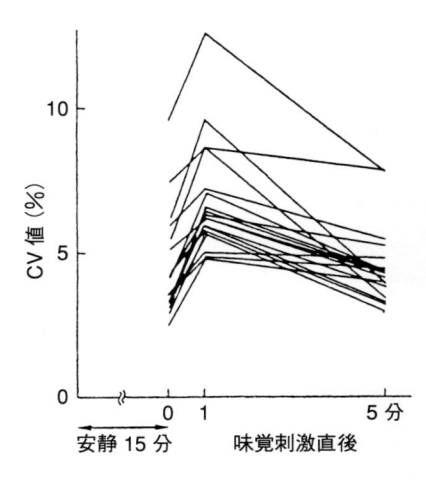

図 51 味覚刺激群の CV 値（％）
（疋田　実, 都　温彦：摂食が自律神経機能に及ぼす影響—Autonomic R-100 を用いた実験的観察—. 第 I 回日本歯科心身医学会発表. 1986, 都　温彦：歯科臨床のための心身医学—患者と症状の人間的理解—. 金原出版, 東京, 115-119, 1986 より引用）

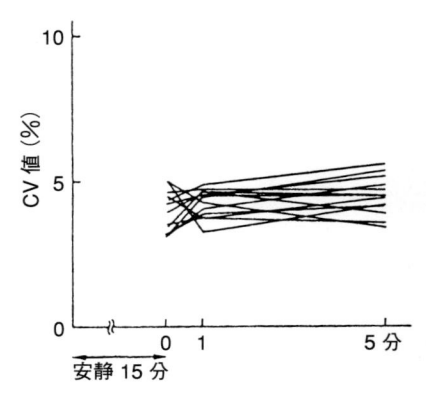

図 52 コントロール群の CV 値（％）
（疋田　実, 都　温彦：摂食が自律神経機能に及ぼす影響—Autonomic R-100 を用いた実験的観察—. 第 I 回日本歯科心身医学会発表. 1986, 都　温彦：歯科臨床のための心身医学—患者と症状の人間的理解—. 金原出版, 東京, 115-119, 1986 より引用）

C. 考　察

　本観察において, 口腔内で行われる味覚, 唾液分泌などの局所的, 生理的現象は自律神経機能, 特に副交感神経機能のレベルを上昇させることが観察された。

　このようなことから, 十分な咀嚼と唾液分泌, 味わいながらゆっくり楽しんで過ごす食事の時間は, 消化吸収過程を助けること, そして情緒を満足させる

と同時に，ストレスや緊張で交感神経優位となった自律神経機能を拮抗的に回復させる意義をもっていることが示唆される。

文　献
1) 疋田　実，都　温彦：摂食が自律神経機能に及ぼす影響―Autonomic R-100を用いた実験的観察―. 第1回日本歯科心身医学会発表. 1986
2) 都　温彦：歯科臨床のための心身医学―患者と症状の人間的理解―. 金原出版, 東京, 115-119, 1986

V．口腔湿潤感安定と不安定

高橋　宏昌，都　　温彦

　一般的に口腔のさわやかな湿潤感は心身面の良好な健康状態を反映している。一方，口腔の不快症状として口腔乾燥感があげられる。これは，口腔内がねばねばする，あるいは乾いて不快であるという訴えである．これらの原因には，唾液腺の器質的病変のほかに体調不良，ストレス状態，水分摂取不足，薬物の副作用などの影響が考えられる．このようなことから口腔湿潤状態と健康との関係を観察した[1]。

　口腔湿潤感に関する自覚的訴えを基にした質問紙法調査表による観察を行うにあたり，実際の測定唾液量と湿潤感とに関する相関性について検討した。その結果，両群間には統計学的有意差をもって相関性が認められた。不安定者を対象にした理由は，今回の健康成年者群においては，病的な口腔乾燥感を訴える者は認められなかったからである。しかし，いつも口腔湿潤感が安定しているとはいえないが，乾燥しているともいえないという曖昧な不安定状態を示す者が存在していた。このようなことから，不安定者を設定することにした。

A．口腔湿潤感安定者と不安定者に関する特徴項目

　安定群に高率で抽出された特徴項目をA．そして不安定群に高率で抽出された特徴項目をB．に大別してみると，a．歯と咀嚼，b．食事，c．野菜の摂取，

表 16 口腔湿潤感に関する特徴項目

A：口腔湿潤感安定群	B：口腔湿潤感不安定群
a．歯と咀嚼 1．歯がよいので噛むことには自信を持っている 2．最近，食物を食べる時，歯でしっかり噛んで食べる意欲，気力，気持ちが自然に働いている	a．歯と咀嚼 27．最近の傾向として，食事はあわただしく食物をあら噛みで食べる方である
b．食事 3．食事については，食物の栄養のバランスや食事量に心がけて食べている 4．ふだん，食事の後は心地よい満足感がある 5．貴方は，どういう食べ方をすると自分の健康に良いか，悪いかということを知っている 6．最近，食事は１週間に１〜２度は栄養のバランスを考えて不足を補うようにしている 7．ほとんど間食をしない 8．ここ数年，満腹をおぼえるまでの食事の量はいつも一定している 9．ふだん，御飯や食事はお箸の先2cm前後でつまみ口に入れる方である 10．最近（ここ数年），食べた食事のカロリーを仕事や運動で"ほどよく"消化するよう心がけている 11．普通，食事の後は暫くすると元気が出る 12．普通，食事の後は体調がよくなる	b．食事 28．最近，かたいかみづらい食べ物よりもやわらかい食べ物が好きである
c．野菜の摂取 13．野菜を食べないと体調が悪くなるので毎日欠かさず食べている 14．野菜と肉があれば野菜を積極的に食べる方である 15．野菜を食べる意識や心がけ，習慣がある 16．野菜（生野菜や煮野菜や海藻も含めて）は１日量の平均で，普通のお椀にしておよそ２杯強くらいは食べている 17．野菜は自分で買ってきて，よく食べる方である	c．野菜の摂取 ―

d．幼少時の躾 18．幼い頃，朝夕の歯みがき習慣のしつけをきびしく受けた	d．幼少時の躾 —
e．口腔衛生 19．食事のために，口の衛生や歯の健康に心がけている	e．口腔衛生 29．忙しかったり，急いでいたりすると歯磨きをしない
f．心身の健康状態 20．規則正しく快便のある日が多い 21．何を食べても胃腸の調子は崩れない 22．新しい環境に変わっても，順応性がある方である 23．集団生活について，順応性がある方である 24．がんばりがきく方である 25．精神的に安定している 26．積極的な方である	f．心身の健康状態 30．最近，睡眠不足のため寝起きが悪い 31．なんとなく，体の活気や勢いが乏しい感じがする 32．1日の仕事が終わると疲れきって，ぐったりしてしまうことがよくある 33．なんとなく，体調がよくない 34．毎日，20本以上タバコを吸う

（鳥尾直弘，高橋宏昌，他：口腔湿潤感安定者と不安定者の要因と判別に関する臨床的研究．心療内科 7（4）：323, 2003 より引用）

d．幼少時の躾，e．口腔衛生，f．心身の健康状態に関する区分に項目が分類された（**表 16**）。

B．まとめ

次に各区分の特徴項目を概念にまとめると次の通りである。
　口腔湿潤感安定群では，
　　　a．歯と咀嚼：歯が良い，咀嚼欲求がある
　　　b．食事マナー：食べ物の栄養バランスや量に心がけている，間食をしない，満腹までの食事量が一定である，食後に元気が出る，体調がよくなる
　　　c．野菜：野菜を食べる量が多い
　　　d．幼少時：朝夕の歯磨き習慣の躾を厳しく受けた
　　　e．口腔衛生：日常の口腔衛生や歯の健康に心がけている

f．心身の健康状態：快便，胃腸の調子が崩れない，環境への順応性が
　　　　ある，がんばりがきく，精神的に安定，積極的である
　一方，不安定群では，
　　　a．歯と咀嚼：粗噛みの咀嚼習慣
　　　b．食事マナー：やわらかい食べ物が好き
　　　e．口腔衛生：忙しく，急ぐ時には歯磨きをしない
　　　f．心身の健康状態：睡眠不足，疲労倦怠感，体調不良，毎日20本以上
　　　　たばこを吸う
　以上，口腔湿潤感安定と不安定については，従来考えられている原因や影響以外に，歯の健康や咀嚼習慣，食事，口腔衛生習慣，心身の健康状態などの心身医学的要因が示唆される。

文　献

1）鳥尾直弘，他：口腔湿潤感安定者と不安定者の要因と判別に関する臨床的研究．
　　心療内科 7（4）：320-326，2003

VI. 咀嚼習慣と肥満

都　温彦

　食事習慣に関連する肥満は多くの全身疾患の発症や危険因子として注目されている。一般的に，粗噛みの粗咀嚼習慣（粗咀嚼者）は肥満と関連し，よく噛む精咀嚼習慣（精咀嚼者）は肥満の予防として取り上げられている。そして咀嚼は脳内機能と関係がある[1,2,3,4]。また食事と体重とも密接に関連している。
　そこで，健康成人について咀嚼習慣と体重との関係を年齢別に観察した[5]。

A．年齢別咀嚼習慣の頻度

　精咀嚼者と粗咀嚼者の年齢別頻度を18〜29歳(986人)，30〜49歳(1079人)，50歳以上（229人）の3群に分けてグラフに示すと次のとおりである（図53）。
　精咀嚼者は，18〜29歳群では24％(240人)，30〜49歳群では30％(327人)，50歳以上では42％(97人)であり，加齢とともに多くなり，若年になるに従い少なくなる傾向が認められた。
　粗咀嚼者は，18〜29歳群では76％(746人)，30〜49歳群では70％(752人)，50歳以上では58％（132人）であり，加齢とともに少なくなり，若年になるに従い多くなる傾向が認められた（$p<0.01$）。

18〜29歳 (986人)	76	24
30〜49歳 (1079人)	70	30
50歳以上 (229人)	58	42

■ 粗咀嚼者, □ 精咀嚼者 　　$**p<0.01$

図53　年齢別咀嚼習慣の頻度
(境栄一郎, 都 温彦：咀嚼習慣と体重との関係 第Ⅰ報―年代別観察. 日本歯科心身医学会雑誌17 (2)：64, 2002より引用)

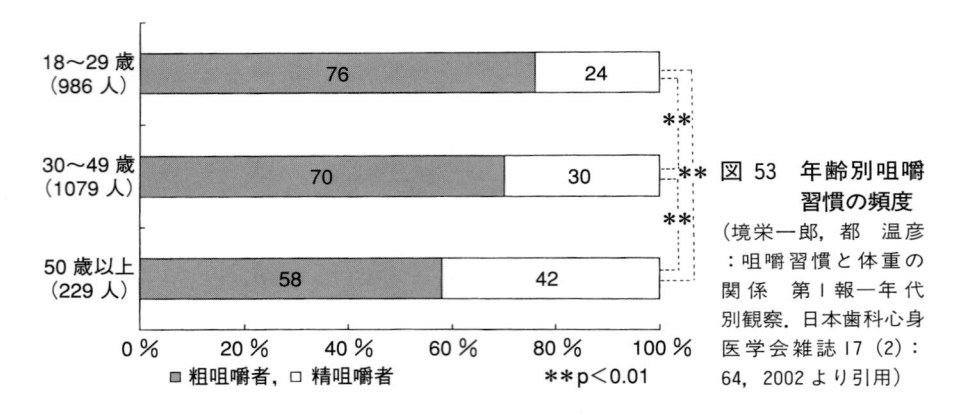

B．年齢別にみた咀嚼習慣と体重との関係

　19〜29歳, 30〜34歳, 35〜39歳, 40〜44歳, 45〜49歳, 50〜59歳の6種類の年齢別群に分類して咀嚼習慣と体重との関係を観察した。

1．19〜29歳群（図54）

　標準体重以下では精咀嚼者群18.2%, 粗咀嚼者群17.6%, 標準体重では精咀嚼者群70.4%, 粗咀嚼者群71.4%, 過体重と肥満では精咀嚼者群11.3%, 粗咀嚼者群11.0%であり，各体重別における精咀嚼者群と粗咀嚼者群の頻度はほとんど同様であり，統計学的有意差は認められなかった。

2．30〜34歳群（図55）

　標準体重以下では精咀嚼者群8.1%, 粗咀嚼者群6.6%であった。標準体重では精咀嚼者群80.6%, 粗咀嚼者群76.2%であり，前者の頻度の方が後者よりもやや高かった。過体重と肥満では精咀嚼者群11.3%, 粗咀嚼者群17.1%であり，前者の頻度の方が後者よりもやや低かった。しかし, 3種類の体重については，精咀嚼者と粗咀嚼者との群間には統計学的有意差は認められなかった。

〈年齢 19〜29 歳〉

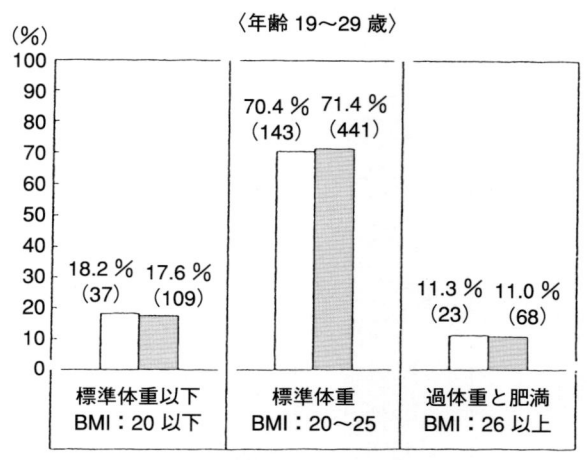

図 54 咀嚼習慣と体重の関係—年齢別観察
(境栄一郎, 都 温彦：咀嚼習慣と体重の関係 第I報—年代別観察. 日本歯科心身医学会雑誌 17(2)：65, 2002 より引用)

□：精咀嚼者群, ■：粗咀嚼者群, ( ) 内は人数　BMI (Body Mass Index)

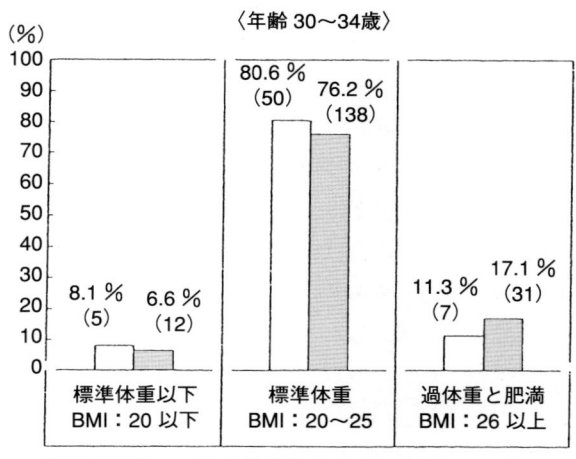

〈年齢 30〜34 歳〉

図 55 咀嚼習慣と体重の関係—年齢別観察
(境栄一郎, 都 温彦：咀嚼習慣と体重の関係 第I報—年代別観察. 日本歯科心身医学会雑誌 17(2)：65, 2002 より引用)

□：精咀嚼者群, ■：粗咀嚼者群, ( ) 内は人数　BMI (Body Mass Index)

〈年齢 35〜39 歳〉

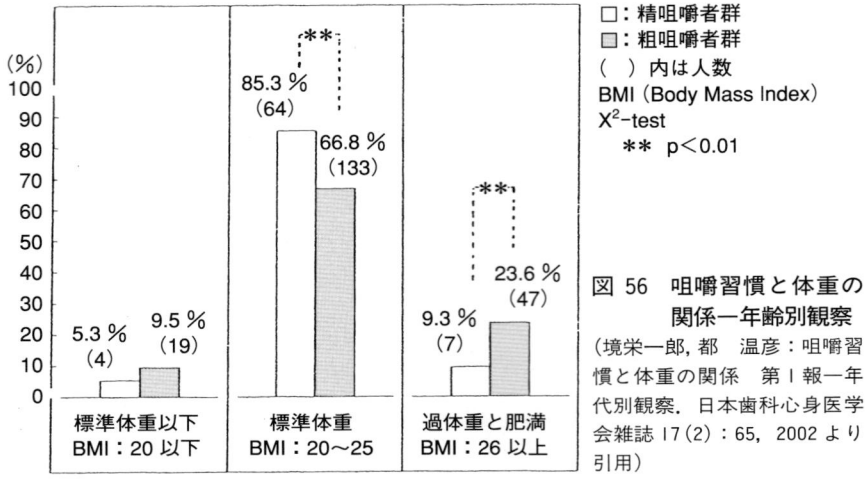

□：精咀嚼者群
▨：粗咀嚼者群
（ ）内は人数
BMI（Body Mass Index）
X^2-test
　** $p<0.01$

図 56　咀嚼習慣と体重の
　　　　関係―年齢別観察
（境栄一郎, 都　温彦：咀嚼習慣と体重の関係　第1報―年代別観察. 日本歯科心身医学会雑誌 17(2): 65, 2002 より引用）

3．35〜39 歳群（図 56）

標準体重以下では精咀嚼者群 5.3%，粗咀嚼者群 9.5%であり，前者の頻度の方が後者よりやや低かったが，統計学的有意差は認められなかった。標準体重では精咀嚼者群 85.3%，粗咀嚼者群 66.8%であり前者の頻度が後者よりも高く，両群間の百分率については有意差が認められた（$p<0.01$）。過体重と肥満では精咀嚼者群 9.3%，粗咀嚼者群 23.6%であり，前者の頻度が後者よりも低く，両群間の百分率については有意差が認められた（$p<0.01$）。

4．40〜44 歳群（図 57）

標準体重以下では精咀嚼者群 8.0%，粗咀嚼者群 7.6%であり，両群の頻度はほとんど変わらなかった。標準体重では精咀嚼者群 76.0%，粗咀嚼者群 73.4%であり前者の方がわずかに後者よりも高かった。過体重と肥満では精咀嚼者群 16.0%，粗咀嚼者群 19.0%であり，前者の方が後者よりもわずかに低かった。しかし，いずれの体重についても統計学的有意差は認められなかった。

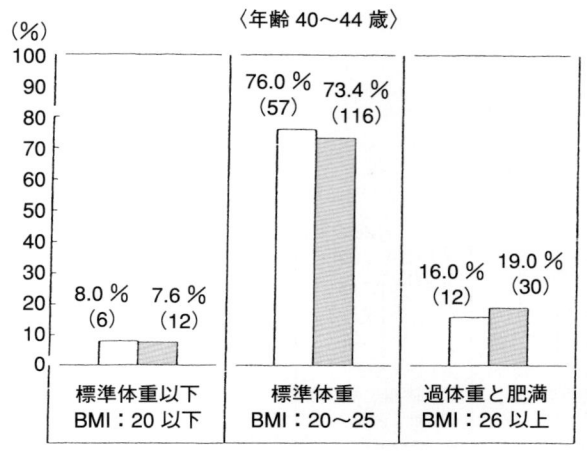

図 57 咀嚼習慣と体重の関係―年齢別観察
(境栄一郎, 都 温彦：咀嚼習慣と体重の関係 第 I 報―年代別観察. 日本歯科心身医学会雑誌 17(2)：65, 2002 より引用)

〈年齢 40～44 歳〉

標準体重以下 BMI：20 以下　精咀嚼者群 8.0%（6），粗咀嚼者群 7.6%（12）
標準体重 BMI：20～25　精咀嚼者群 76.0%（57），粗咀嚼者群 73.4%（116）
過体重と肥満 BMI：26 以上　精咀嚼者群 16.0%（12），粗咀嚼者群 19.0%（30）

□：精咀嚼者群, ▨：粗咀嚼者群, （ ）内は人数　BMI（Body Mass Index）

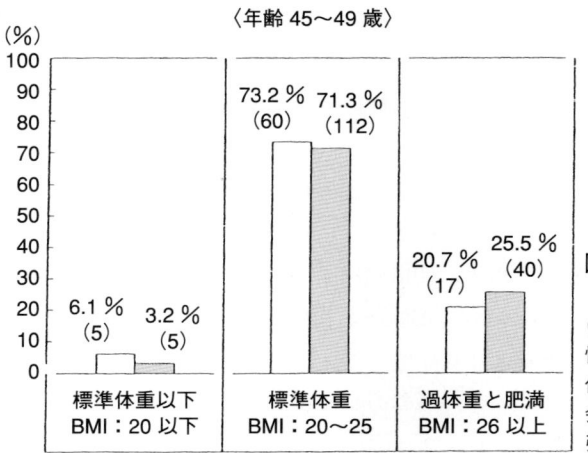

図 58 咀嚼習慣と体重の関係―年齢別観察
(境栄一郎, 都 温彦：咀嚼習慣と体重の関係 第 I 報―年代別観察. 日本歯科心身医学会雑誌 17(2)：66, 2002 より引用)

〈年齢 45～49 歳〉

標準体重以下 BMI：20 以下　精咀嚼者群 6.1%（5），粗咀嚼者群 3.2%（5）
標準体重 BMI：20～25　精咀嚼者群 73.2%（60），粗咀嚼者群 71.3%（112）
過体重と肥満 BMI：26 以上　精咀嚼者群 20.7%（17），粗咀嚼者群 25.5%（40）

□：精咀嚼者群, ▨：粗咀嚼者群, （ ）内は人数　BMI（Body Mass Index）

5．45～49 歳群（図 58）

標準体重以下では精咀嚼者群 6.1%，粗咀嚼者群 3.2% であり，前者の方が後

者よりわずかに高かった。標準体重では精咀嚼者群73.2％,粗咀嚼者群71.3％であり前者の方がわずかに後者よりも高かった。過体重と肥満では精咀嚼者群20.7％,粗咀嚼者群25.5％であり,前者の方が後者よりもわずかに低かった。しかし,いずれの体重においても統計学的有意差は認められなかった。

6．50～59歳群（図59）

　標準体重以下では精咀嚼者群8.0％,粗咀嚼者群3.3％であり,前者の方が後者よりわずかに高かった。標準体重では精咀嚼者群69.3％,粗咀嚼者群68.3％であり前者の方がわずかに後者よりも高かった。過体重と肥満では精咀嚼者群22.7％,粗咀嚼者群28.3％であり,前者の方が後者よりも低かった。しかし,いずれの体重についても統計学的有意差は認められなかった。

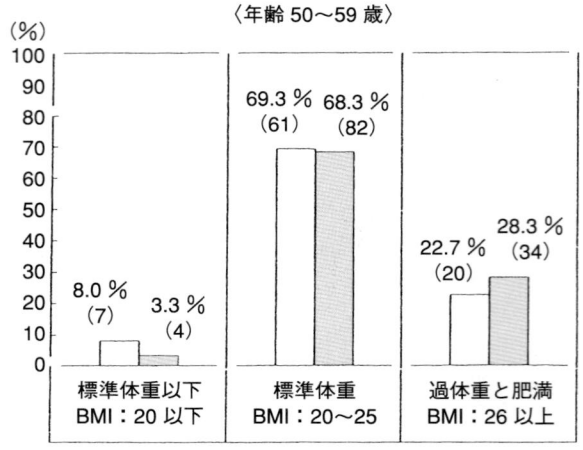

図59　咀嚼習慣と体重の関係―年齢別観察
（境栄一郎,都　温彦：咀嚼習慣と体重の関係　第I報―年代別観察．日本歯科心身医学会雑誌17(2)：66,2002より引用）

C. 考　察

1. 咀嚼習慣と年齢との関係

　18～29歳の青少年期から50歳以上の中高年期へと加齢化するに従い精咀嚼者が多くなり，低年化するに従い粗咀嚼者が多くなるという傾向が認められた。その理由として，加齢とともに歯が弱くなり，強く噛めなくなることや，義歯の装用によって精咀嚼様式に変化することが考えられる。また，よく噛む精咀嚼習慣と野菜摂取が健康に良いという体験的実感が考えられる。その理由として野菜には食物繊維に対する精咀嚼を要する。一方，青少年期においては粗ら噛みの早い食べ方を行っても体調に影響が少ないことや，空腹を満たすために口の中にかき込む食事を行いやすい，ことが考えられた。

2. 年齢別にみた咀嚼習慣と体重との関係

　35～39歳の年齢については，標準体重および過体重・肥満群の両者に咀嚼習慣に関する統計学的有意差が認められた。すなわち，標準体重では精咀嚼者が粗咀嚼者より有意に多く認められた。このことはよく噛んで食べる精咀嚼習慣が食事量を統制する生理作用[1~5]のあることを示唆していた。そして粗噛みの粗咀嚼習慣は過食を生じやすい。標準体重以下については，咀嚼習慣との関係は特に注目されなかった。35～39歳の年齢にみられた咀嚼習慣と体重との特徴的関係は，30～34歳，40～44歳，45～49歳の年齢について有意差は認められなかったが，同じような傾向として現われていた。50～59歳については過体重と肥満に同じ傾向が現わされていた。このことに関して過体重と肥満については，どの年代においても粗咀嚼者の方が精咀嚼者より多かった。19～29歳の年齢については咀嚼習慣と体重との関係はみられなかった。このようなことから，青年期においては咀嚼習慣と体重，特に標準体重と過体重・肥満との関係は現われにくい。30歳から50歳代の年齢にはその相関性が潜在的に存在しており，35～39歳にもっとも強く現われやすいことが認められた。

　そこで歯の健康と体重との関係についても検討を試みてみたが各年齢層を通

じて咀嚼習慣と同じような傾向差がみられた。しかし，有意差は認められなかった。

D．まとめ

1．咀嚼習慣と年齢との関係

　青年者に粗咀嚼者が多く，中高年へと加齢に従い精咀嚼者が多くなる傾向が認められた。

2．咀嚼習慣と体重との関係

　標準体重と過体重・肥満に現われており，標準体重では精咀嚼者が多く，過体重・肥満では粗咀嚼者の方が多かった。体重と年齢との関係については，30歳の頃から徐々に始まり，35歳から39歳までが著明に認められた。そして40歳から44歳，45歳から49歳には低くなる傾向がみられた。

　過体重と肥満については30歳から59歳までのどの年齢についても粗咀嚼者の方が精咀嚼者より多かった。

文　献

1) Fujise T, et al : Food consistency modulates eating volume and speed through brain histamine in rat. Brain Res. Bull 32 : 555-559, 1993
2) 藤瀬多佳子，他：咀嚼による満腹感―脳内ヒスタミン神経系による摂食および咀嚼機能調節．ザ・クイッテッセンス 16：3-9，1997
3) Fujise T, et al : Satiation and masticatory function modulated by brain histamine in rats. Proc Soc Exp Biol Med 217 : 228-234, 1998
4) 坂田利家，他：総説―咀嚼で駆動される中枢制御のエネルギー代謝．日本咀嚼学会雑誌 11 (2)：99-107，2002
5) 境栄一郎，都　温彦：咀嚼習慣と体重との関係　第1報―年代別観察―．日本歯科心身医学会雑誌 17 (2)，2002

VII. 義歯で噛めるようになること

都　温彦，槇　英明

　日常の食事のたびに行われる咀嚼は歯，顎骨，咀嚼筋，舌，頬，歯肉などの咀嚼器官や味覚，唾液分泌などを総合した食物粉砕および化学的機能として発揮される。

　食物粉砕機能については個人の歯の状態，歯周組織，顎骨，咀嚼習慣，義歯装用の習熟，唾液分泌などいろいろな要素がみられる。

　筆者らは有床義歯の種類と咀嚼能力との関係について観察を行った。

A．対象と方法

1．有床義歯の種類別模式図

　有床義歯は形態別にみると次の模式図のごとく Group (G) 1 から 4 までの 4 種類である（**図 60**）。

　　G_1：上下顎とも総義歯
　　G_2：片顎総義歯で対顎部分床義歯
　　G_3：上下顎とも部分床義歯
　　G_4：片顎天然歯列で対顎部分床義歯

　そして有床義歯装用者の年齢別内訳は次の通りである（**表 17**）。

G_1：上下顎総義歯　G_2：片顎総義歯・対顎部分床義歯　G_3：上下顎部分床義歯　G_4：片顎天然歯列・対顎部分床義歯

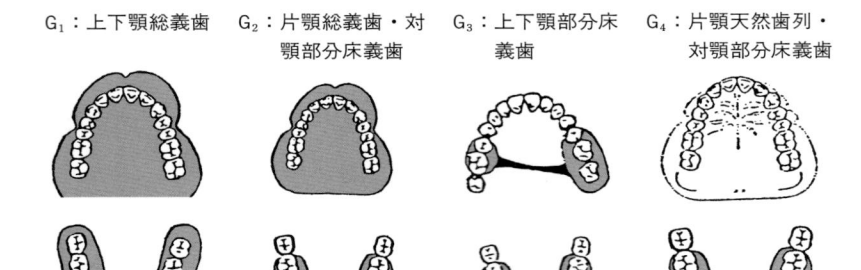

図60　有床義歯の種類別模式図

（三島公彦, 都　温彦, 福田仁一, 他：有床義歯装用者における咀嚼能力および全身的健康に関する臨床的研究. 福岡大学紀要19（1）：49-57, 1992より引用）

表17　観察対象—義歯装用者—

性別	男性					女性				
年齢（歳）	義歯の種類				計	義歯の種類				計
	G_1	G_2	G_3	G_4		G_1	G_2	G_3	G_4	
30 〜 39	0	0	0	1	1	0	0	0	0	0
40 〜 49	0	0	1	2	3	0	0	3	1	4
50 〜 59	0	1	4	1	6	1	1	4	2	8
60 〜 69	3	3	2	0	8	2	3	2	2	9
70 〜 79	1	0	2	1	4	2	1	1	0	4
80 〜 85	1	1	1	0	3	0	0	0	0	0
計	5	5	10	5	25例	5	5	10	5	25例
平均年齢±1S.D.	63±11					61±2				

S.D.：標準偏差

（三島公彦, 都　温彦, 福田仁一, 他：有床義歯装用者における咀嚼能力および全身的健康に関する臨床的研究. 福岡大学紀要19（1）：49-57, 1992より引用）

咀嚼能力の測定は増田らが開発したATP顆粒剤を咀嚼試料とした吸光度法を用いた[1,2,3,4]。

表 18　機能的正常咬合者の咀嚼能力

機能的正常咬合者	咀嚼能力 (Abs) (平均値±1 S.D.)	
男　性（60例）	1.12±0.33	*
女　性（60例）	0.86±0.29	

* : $p<0.05$
(t-検定)

(三島公彦, 都　温彦, 福田仁一, 他：有床義歯装用者における咀嚼能力および全身的健康に関する臨床的研究. 福岡大学紀要 19 (1)：49-57, 1992 より引用)

B．結　果

1．機能的正常咬合者

男性および女性の機能的正常咬合者の咀嚼能力の平均値と S.D. は次の通りである（表18）。

2．種類別観察[5]

有床義歯の種類別における咀嚼能力の平均値と S.D. を男女別に示すと, 次の通りである（表19, 表20）。

機能的正常咬合者に対するそれぞれの義歯の割合は男性18％, 22％, 41％, 62％そして女性は24％, 37％, 41％, 55％であった。咀嚼能力は天然歯の残存数と相関している。

3．有床義歯装用者の咀嚼能力と健康との関係

（1）高齢者の有床義歯装用について

一般的に高年齢有床義歯装用者群の咀嚼能力は健康歯列を有する機能的正常咬合者群に比べると18％から62％であり, 著しく低い。そのなかでも70歳以上の高齢者について咀嚼能力が平均値より高い者と低い者に分けてみると, 高い咀嚼能力が発揮できる人たちの方が低い咀嚼能力よりも健康項目の頻度が高

表 19　種類別にみた有床義歯装用者の咀嚼能力

男性

義歯の種類	上下顎とも総義歯装用者 G_1 (n=5)	片顎が総義歯で対顎が部分床義歯装用者 G_2 (n=5)	上下顎とも部分床義歯装用者 G_3 (n=10)	片顎が天然歯列で対顎が部分床義歯装用者 G_4 (n=5)
咀嚼能力 (平均値±1 S.D.)	0.20±0.06	0.24±0.07	0.45±0.27	0.68±0.26
機能的正常咬合者に対する割合	18%	22%	41%	62%

単位：Abs，S.D.：標準偏差，＊：$p<0.05$（t-検定）

（三島公彦，都　温彦，福田仁一，他：有床義歯装用者における咀嚼能力および全身的健康に関する臨床的研究．福岡大学紀要 19（1）：49-57，1992 より引用）

表 20　種類別にみた有床義歯装用者の咀嚼能力

女性

義歯の種類	上下顎とも総義歯装用者 G_1 (n=5)	片顎が総義歯で対顎が部分床義歯装用者 G_2 (n=5)	上下顎とも部分床義歯装用者 G_3 (n=10)	片顎が天然歯列で対顎が部分床義歯装用者 G_4 (n=5)
咀嚼能力 (平均値±1 S.D.)	0.20±0.10	0.31±0.18	0.35±0.09	0.47±0.19
機能的正常咬合者に対する割合	24%	37%	41%	55%

単位：Abs，S.D.：標準偏差，＊：$p<0.05$（t-検定）

（三島公彦，都　温彦，福田仁一，他：有床義歯装用者における咀嚼能力および全身的健康に関する臨床的研究．福岡大学紀要 19（1）：49-57，1992 より引用）

かった（図61）．

　なかでも，がんばりがきく，順応性があるという項目については統計学的有意差が認められた．

　義歯でも，経口的に食べ物をより強く噛んで食べられる人は高齢者のQOLの向上に影響することが示唆される．そのためには種々な歯槽形態を示す患者

VII. 義歯で噛めるようになること

□：咀嚼能力高群（13例）
■：咀嚼能力低群（13例）

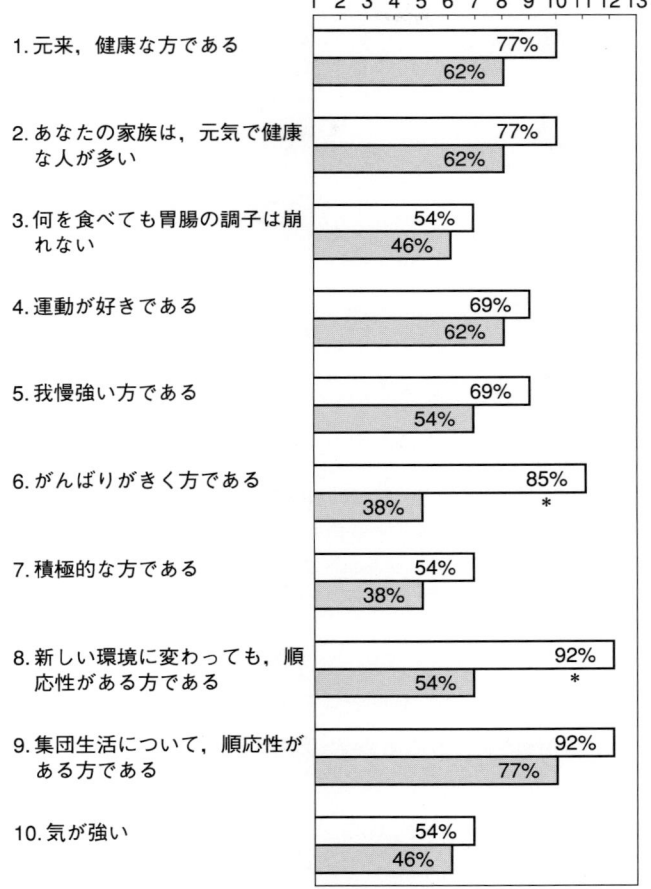

項目	高群	低群
1. 元来，健康な方である	77%	62%
2. あなたの家族は，元気で健康な人が多い	77%	62%
3. 何を食べても胃腸の調子は崩れない	54%	46%
4. 運動が好きである	69%	62%
5. 我慢強い方である	69%	54%
6. がんばりがきく方である	85%	38% *
7. 積極的な方である	54%	38%
8. 新しい環境に変わっても，順応性がある方である	92%	54% *
9. 集団生活について，順応性がある方である	92%	77%
10. 気が強い	54%	46%

＊：$0.01 < p < 0.05$
（Fisher's exact probability test）

図 61 高年齢有床義歯装用者の咀嚼能力と健康との関係
（三島公彦，都 温彦，福田仁一，他：有床義歯装用者における咀嚼能力および全身的健康に関する臨床的研究．福岡大学紀要 19（1）：49-57，1992 より引用）

症例	年齢	性別	欠損状態
1	55	男性	
2	55	男性	
3	62	男性	
4	55	男性	6⏋2磁性アタッチメント
5	57	男性	⏌23磁性アタッチメント
6	61	女性	
7	70	女性	

症例1: 0.90（正常咬合者の咀嚼能力（男性）1.12 Abs.）
症例2: 0.23
症例3: 0.11
症例4: 0.56
症例5: 0.87
症例6: 0.14
症例7: 0.14（正常咬合者の咀嚼能力（女性）0.86 Abs.）

顎義歯装用者：0.24±0.35（Abs.）

図 62　顎義歯装用者の咀嚼能力

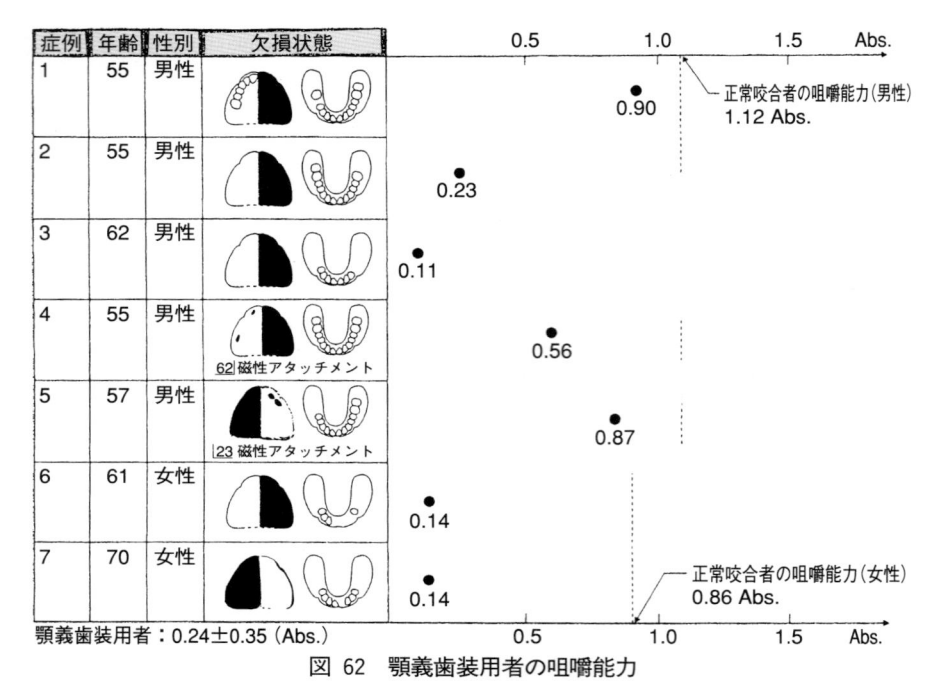

（都　温彦，大慈弥裕之，槙　英明，他：顎顔面再建の最前線〜ケアの時代に歯科技工は何をできるか〜．歯科技工 25（9）：1090-1107, 1997 より）

について，できるだけ適合がよい有床義歯作製の工夫とその義歯の咀嚼能力に見合う食べ物と咀嚼指導[6]を行うことが大事である。

（2）顎義歯装用者について

　上顎癌の手術によって上顎の半側が欠損した患者に対して顎義歯を作製して咀嚼能力を観察した結果は次の図に示す通りである（図 62）。

　図 62 の「欠損状態」に示した黒色の部分は上顎骨の欠損部分である。白色の部分に描かれた歯は残存歯である。上顎の顎義歯は白色の上顎骨がある部分の歯牙欠損と黒色の上顎骨欠損と歯牙欠損を補綴した義歯である。

　右側の下顎の歯牙は残存天然歯である。これらの**症例1**から**症例7**までの，咀嚼能力は正常咬合者の男女の平均値より低い。そのなかでも天然歯の残存数

が多い症例の咀嚼能力が高く,残存歯数が少ないほど低い。

次に顎義歯装用者について,よく噛む精咀嚼者(9人)とあまり噛まない粗咀嚼者(18人)に分けて,当科で作成した摂食・咀嚼に関する調査表を用いて有意差項目(Fisherの直接確率計算法**$p<0.01$,*$0.01≦p≦0.05$)を抽出した[7,8]。

その結果,精咀嚼者群に高率で認められた項目は,
　①歯はどこでも安心して噛める
　②歯が良いので何でも好きな物を噛んで食べられる
　③食事のとき唾液の分泌が十分で食べるのに不自由はない
　④食べ物の味をあじわいながら楽しく食べることができる
　⑤朝食と夕食は20分ぐらいかけて食べる
　⑥普段,口唇や口の中が気持ちよく湿っておりさわやかである
　⑦我慢強い方である
　⑧精神的に安定している
　⑨気力がある
　⑩希望と意欲がある

そして,粗咀嚼者群に高率で認められた項目は,
　①歯はよく噛める場所が少ない
　②調子が悪い歯があるので特定の場所を選んで噛んでいる
　③うっかり忘れたりして噛むと激痛を生じる場所があるので用心しながら,ゆっくり食べている
　④食事はあわただしく,粗噛みで食べる方である。朝食は食べないことが多い
　⑤普段口の中が粘っこく乾いていることが多い
　⑥なんとなく体の調子がよくない

以上のような精咀嚼者群と粗咀嚼者群における特徴項目から,咀嚼能力が著しく低い上顎骨欠損患者の顎義歯装用についても高齢者の有床義歯装用者と同様に経口的食事が患者のQOLの向上に与える影響が大きいことが示唆される。特に顎骨欠損の患者については噛めないから仕方がないと患者や医療者側も諦めてしまうのではなく,できるだけ良い顎義歯作製の工夫,努力,そして食事指導によって患者の心身面の健康改善を計ることが大事である。

文 献

1) 三島公彦,福田仁一,都 温彦:咀嚼能力に影響を及ぼす心身医学的要因に関する研究.日本歯科心身医学会雑誌 6 (1)・14-25,1991
2) 増田元三郎:ATP 顆粒剤を用いた吸光度法による新しい咀嚼能力測定法—第2報—健全歯列における本法と石原の咀嚼能力簡易測定法との比較.口科誌 31:355-359,1982
3) 増田元三郎:ATP 顆粒剤を用いた吸光度法による新しい咀嚼能力測定法—第3報—上顎義顎装着者と健全歯列者,総義歯装着者の咀嚼能力の検討.口科誌 32:498-507,1982
4) 増田元三郎:ATP 顆粒剤を用いた吸光度法による咀嚼能力測定法について.歯科ジャーナル 16:121-130,1982
5) 三島公彦,都 温彦,福田仁一,他:有床義歯装用者における咀嚼能力および全身的健康に関する臨床的研究.福岡大学紀要 19 (1):49-57,1992
6) 都 温彦:咀嚼と健康状態の良好と不良.教育と医学 2月号:57-65,2000
7) 都 温彦:摂食・咀嚼の疫学的研究—摂食・咀嚼様式と健康,性格・行動および疾病とに関する調査表の作成および予備的調査成績について—.日本歯科医学会誌 7:58-68,1988
8) 都 温彦,大慈弥裕之,槙 英明,他:顎顔面再建の最前線〜ケアの時代に歯科技工は何ができるか〜.歯科技工 25 (9):1090-1107,25 (10) 1218-1236,1997

VIII. 顎関節症患者に対する咀嚼指導と心身の健康

都　温彦

　最近，顎関節症は社会的に関心を呼んでいる疾患である。本症の一般的な臨床症状は咀嚼時の顎関節部の疼痛，顎運動障害，開口制限，咀嚼筋のコリやコリの圧痛，顎関節雑音，などの単独あるいは複数の合併症状が認められる症候群である。当科の顎関節症の診断基準は LASKIN, D. M. が 1969 年に提唱した Myofascial pain dysfunction syndrome（M. P. D. Synd）を用いている[1]。

　当科では，本症患者の心身医学的観察により，日常生活における過剰適応による慢性疲労，すなわち睡眠や食事時間を犠牲にして仕事や育児，勉強などに励む生活習慣，そしてあまり噛まない粗咀嚼習慣，短い食事時間，睡眠不足などを指摘してきた。

　また，霊長類からのヒトの進化やヒトの顎関節と歯の形態から示唆される本来の植物食に対する精咀嚼の必要性，そして現代の人工的な加工食品に対する粗咀嚼習慣は本来の精咀嚼と現代の粗咀嚼習慣という相反する関係を生んでいる。咀嚼指導による本症の治療法はヒト本来の食性と歯と咀嚼のあり方に現代人の食事を適応させて本症の病態を改善しようとするものである。

　咀嚼指導は精咀嚼習慣の確立に相関して咀嚼筋のコリとコリの圧痛の改善を起こす。このような咀嚼指導による治療的経過観察をとおして，本症の主要因が咀嚼筋群の廃用性萎縮・退化性病変としてのコリとコリの圧痛であることを指摘してきた。ちなみに，咀嚼筋のコリとコリの圧痛は，顎運動が制止された顎骨骨折の顎間固定後や咀嚼回数が少ない粗咀嚼習慣者に発現する。そして，精咀嚼習慣の人たちには認められないのが一般的である。

表 21　咀嚼指導概要

1. 咀嚼回数
    ごはんを一口嚥下まで，20回噛むこと
    食べ物はいろいろな部位の歯でまんべんなく噛むこと
2. 食事時間
    朝食：15〜20分
    昼食：15〜20分
    夕食：40分以上かけること
3. 睡眠時間
    7〜8時間眠ること

(古賀　勉，都　温彦：顎関節症患者における咀嚼指導の治療的意義および生活習慣性病態に関する臨床的研究．日本心身医学会雑誌 15 (2)：163-164, 2000 より引用)

　筆者らは，当科を受診した顎関節症患者のすべてに咀嚼指導を行った結果，咀嚼指導の有効性と本症の発症がヒト本来の食性から現代の加工食品への変遷によって生じた粗咀嚼習慣に由来する生活習慣病であるという見解を得ることができた．

　咀嚼指導の概要は次の表に示す通りである（**表21**）．

A．咀嚼指導と顎関節症患者の全身的症状

　初診時の咀嚼指導前と後の顎関節症症状改善時における身体的，心理社会的健康状態について出現と消失項目の内容をまとめて表に示すと次の通りである（**表22**）．

　咀嚼指導は顎関節症症状のみならず食事習慣，生活習慣，心身面の全身的健康状態についても改善効果が認められる．

表 22　咀嚼指導による出現と消失項目のまとめ

変化事項	初診時	症状改善時
咀嚼習慣	粗咀嚼習慣	精咀嚼習慣
食事習慣	・義務的な速い食事	・野菜を食べる ・食事のバランスを考える ・ゆっくりと味わって食べる ・感謝して食べる食事
生活習慣	・不規則 ・衛生面の自己管理が乏しい	・規則的 ・衛生的
全身的健康状態	・心身面における不定愁訴と不健康感	・心身面における不定愁訴の消失と健康感

（古賀　勉，都　温彦：顎関節症患者における咀嚼指導の治療的意義および生活習慣性病態に関する臨床的研究．日本心身医学会雑誌 15（2）：161, 2000 より引用）

B．まとめ（表22）

　当科において咀嚼指導を行った顎関節症患者の改善経過に関する統計学的観察と症例的観察から得られた知見のまとめは以下の通りである[2]。

①咀嚼指導による改善は歯や咬合や義歯装用状態にかかわらず認められた．

②顎関節症患者の咀嚼習慣は95％が粗咀嚼者であり，本症患者における粗咀嚼習慣が注目された．さらに，粗咀嚼習慣に伴う日常生活における衛生的，健康的自己管理面の低下が示唆された．そして，朝起きづらい，朝食時間が十分とれない，などに関連する慢性疲労が注目された．

③咀嚼指導の有効性は，特に顎運動時の咀嚼筋の痛み，咀嚼筋のコリの圧痛とコリに認められた．咀嚼指導はこれらの障害を消失させて咀嚼筋のリラクゼーションと弾力性の回復をもたらした．顎運動時の痛み，両側咬筋のコリの圧痛，開口制限などの改善開始時期は咀嚼指導開始2週間後に約80から90％に起こっていた．

④咀嚼指導による主症状のうち改善が早期に発現したものは，顎運動時の咀嚼筋の痛み，顎運動時の痛みと開口制限の合併，咀嚼筋のコリの圧痛

などであった．そして，遅く発現したものは顎関節雑音とその合併であり，咀嚼筋のコリの消失であった．

　顎関節症の原因と病態の概念については現代の加工食品と粗咀嚼習慣と咀嚼筋群の廃用性病態に由来する生活習慣病であることが示唆された．現代人の食事に関して動物食品の摂取の機会が多いこと，穀物や野菜類の植物食の摂取が少ないこと，そして粗咀嚼習慣などが心身面の健康状態に不利な影響を与えていることを忘れてはならない．

文　献

1) Laskin DM：Etiology of the pain dysfunction syndrome. JADA 79：147-153, 1969
2) 古賀　勉．都　温彦：顎関節症患者における咀嚼指導の治療的意義および生活習慣性病態に関する臨床的研究．日本心身医学会雑誌 15(2)：163-164, 2000
3) 都　温彦：咀嚼と健康状態の良好と不良．教育と医学2月号，57-65, 2000

IX. 口腔ケア

嶌田　斉人・都　温彦

　高齢者では肺炎の罹患率が高く,致死率の高い疾患であるといわれている。高齢者の肺炎の発症機序としては,その大半は脳血管障害の既往により嚥下反射,咳反射が低下し,口腔内細菌が経気道的に肺内に進入することや宿主側の防衛機構である免疫能の低下,ADL (Activity of Daily Living) の低下がこれらをさらに増幅させている[1,2]。なかでも高齢者の肺炎の多くが誤嚥性肺炎であることが指摘されている。これは食べ物や口腔細菌を含む口腔,咽頭の分泌物を誤嚥することにより引き起こされる。

　筆者らは誤嚥性肺炎の既往を有する脳卒中患者の唾液を用い,簡易テスト法で口腔常在菌の *S. Mutans* とカンジダ菌の菌数測定を行った。そして誤嚥性肺炎と口腔内細菌との関係,また日常生活習慣に係わる口腔ケアに関する今後の戦略と展望を考えてみた。

A. 全身および口腔状態における口腔細菌動態

　患者は福岡市内にある松尾内科病院に入院中の誤嚥性肺炎の既往を有する脳卒中患者60名(男性21名:平均年齢78.3歳,女性39名:平均年齢83.4歳)で通常の口腔ケアを病棟で行っている人たちである。

B．観察内容

①カンジタ菌数と齲蝕原性菌数との相関
②要介護度が低い患者と高い患者の口腔内細菌との関係
③歯牙が残っている患者と残っていない患者の口腔内細菌との関係
④経口摂取できる患者とできない患者の口腔内細菌との関係
⑤寝ている状態で，開口状態の患者と閉口状態の患者の口腔内細菌との関係
⑥青年健常者の口腔内細菌の日内変動
⑦誤嚥性肺炎の既往がある脳卒中患者と青年健常者との比較

などである．

C．結　果

①カンジタ菌が少ない患者は齲蝕原性菌においても細菌数が少なく両者間の相関が認められた。
②要介護度が高く ADL が低い患者ほど，カンジダ菌数，齲蝕原性菌数が多く，口腔衛生状態が明らかに悪かった。
③歯が残存している患者の方が，歯がない無歯顎の患者よりカンジダ菌数，齲蝕原性菌数が多く口腔衛生状態が悪かった。歯が残存している患者の口腔衛生管理の重要性が示唆された。
④IVH，胃瘻，経管栄養の患者より経口摂取を行っている患者の方がカンジダ菌数，齲蝕原性菌数が少なく，口腔衛生状態が良かった。これは経口摂取を行うことで唾液流出が起こり自浄作用が行われることが考えられた。
⑤下顎が開口状態の患者の方が閉口状態の患者よりカンジダ菌数，齲蝕原性菌数が多く口腔衛生状態が悪かった。これは開口状態の患者は，口腔内が乾燥しており自浄作用が行われないことが考えられた。

⑥日内変動においては起床時にカンジタ菌数，齲蝕原性菌数が多く口腔衛生状態が悪かった。これは夜間，舌や顎運動が行われなかったことが考えられた。

⑦青年健常者は高齢の入院患者に比べカンジタ菌数，齲蝕原性菌数が多く口腔衛生状態が悪い者がいたにもかかわらず，誤嚥性肺炎を起こした者はいなかった。このことは全身状態が良く，免疫力が関係していることが考えられた。

D．これからの戦略と展望[3]

①口腔内細菌は歯面や粘膜面に付着しており機械的清掃を行わなければ容易に除去できないので第3者が注意して行う必要がある。そためには特に免疫能ADLが低い患者については日常的に専門的口腔ケアを行うことが大事である。

②摂食時の姿勢はできるだけ半座位で行い，嚥下しやすい食事内容にし，食事は経口摂取で行うようにする。これは半座位の方が誤嚥しにくく，また生活のメリハリをつけるという意味がある。また胃，食道逆流現象によって胃液や胃の内容物が逆流によって誤嚥することもあるので食後，2時間は座っておくことに心掛ける。

③ADLの向上。全身状態，免疫能が低下していると易感染の原因になるのでADLの向上が必要である。

④肺炎球菌ワクチン，インフルエンザワクチンを行う。高齢者やADLが低下している患者には積極的にワクチンを行うことで感染を防げることができる。

⑤脳機能低下要因の阻止（血圧低下，脱水，低酸素）など脳機能が低下する原因を作らないことが重要である。そのためには，経口摂取による咀嚼を行うことなどがあげられる。

⑥口腔のもっている摂食，咀嚼，嚥下，顔貌の審美性の回復，唾液分泌機能

などの働きをできるだけ活発にして，その維持をはかる．これには口腔内の齲蝕や歯周病を治療し義歯の作製を行うことで咀嚼や嚥下をサポートし，口腔と咀嚼筋や表情筋など，関連する器官の健康を保つことが大切である．無歯顎や欠損歯を有する患者には義歯を作製し経口摂取を行うことでADLを向上させることも大事である．そして，義歯の予後を丁寧に観察し，対応をしなければならない．

文献

1) 米山武義，他：要介護高齢者に対する口腔衛生の誤嚥性肺炎予防効果に関する研究．日歯医学会誌 20：58-68，2002
2) 米山武義：口腔ケアと誤嚥性肺炎予防の可能性．日本歯科医師会雑誌 55(2)：111-115，2002
3) 嶌田斉人，松尾　尚：誤嚥性肺炎の既往を有する脳卒中患者の口腔衛生状態（口腔内細菌の簡易検査法からみた）．第10回介護療養型医療施設全国研究会．2002

X．歯・口腔・顎顔面美について

喜久田利弘

A．歯科における美の背景と原理

　歯科治療の目的は咀嚼や構音機能の回復ばかりでなく，審美的機能の回復や改善もある。美的願望は前歯歯牙欠損部治療における人工歯配列が機能性と審美性をもって治療されていることからも理解できる。
　個々の患者の歯列と顔面の機能美の解釈は身体の形態，対称性や色調などとの均衡と静的，動的構成からなる自然な美などを基本として理解されている（図63）。美の理解と容認には個人差がある。それを歯科医師は総合的に判断し，患者の治療時に配慮している[1]。

B．顔面の形態心理学的特徴

　顔面の形態診断において，
　　①長顔（面長），単顔（丸顔）
　　②起伏（前額，鼻根，鼻尖，口唇，オトガイの大小）

```
            均衡
      (対称，形態，色，線など)
            ↓
           自然美
      (静的構成，動的構成)
            ↓
  顔面の           遺伝，環境因子
  形態心理学的特徴 →歯と顔面の構成← 解剖学的構成
            ↓
         心理的理解
            ↓
         心理的解答
```

図 63 美の原理

③正面顔貌での対称性

④表情時のバランスのとれた筋機能

の4項目を十分に掌握する必要がある。

　顔面の額部，目・眉部，歯・口唇・顎部は特徴的な動的表現機能を持っている。額が見える，見えないは知性，気品や博識を表現し，前髪で額をかくすと若く，かわいらしさが表現される。目，眉の動きは外部からの刺激(見たこと，聞いたことなど)で感じたものに対する感情，情動や反応が表現される。下顔面部の口唇の動き，上下顎歯牙の露出度，色や形態は個々の人が持つ個性的な本能，官能，表現や伝達機能を表現する動的機能を持っている[2]（図64）。下顔面部は個性表現でもっとも重要な部位といえる。口唇の動きや上下歯列の露出度で表現される代表的表情を図65に示す。口唇の角度，口角の位置や上下歯牙の露出度は個性表現上，もっとも重要な部位といえよう。

C．顔面骨格と軟組織の機能的均衡美

　顔面骨格の評価は一般に2方向X線セファログラムで行われる。また，顔面軟組織の評価は顔面長径を3分割，横径を5分割で評価する報告や黄金分割

X．歯・口腔・顎顔面美について　203

額
　知性，気品，博識

目，眉
　感情，情動，反応

口，口唇，あご
　本能，官能，表現，伝達

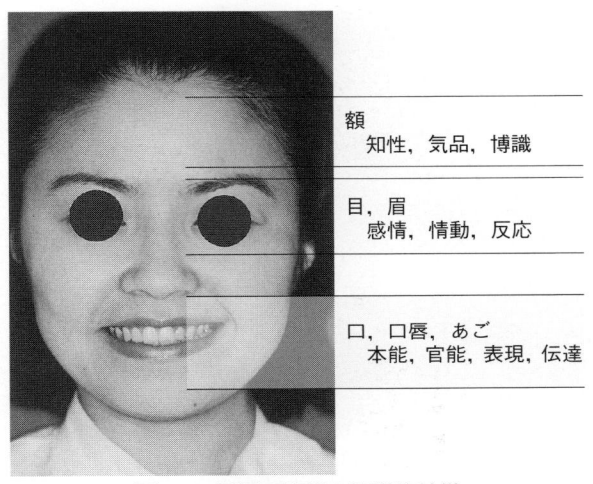

図 64　顔面の形態心理学的特徴

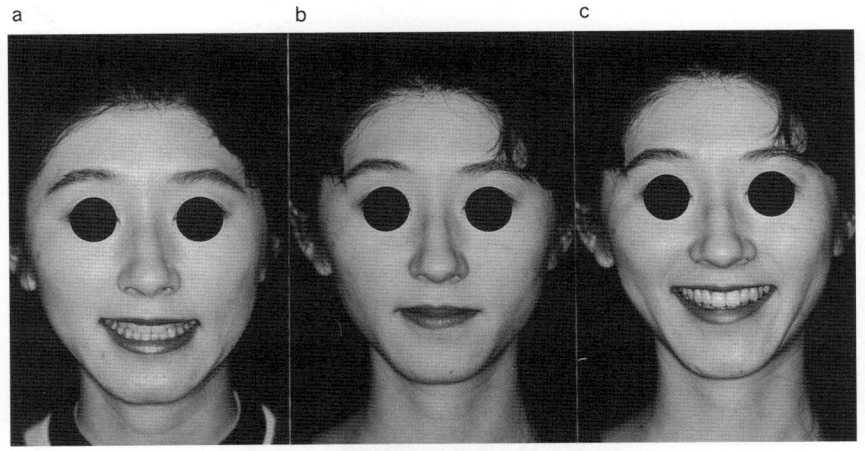

a　　　　　　　b　　　　　　　c

図 65　口唇部で表現される特徴的表情
　　　a：「いらいら，怒り」
　　　b：「積極性，興味」
　　　c：「幸福感，満足感」

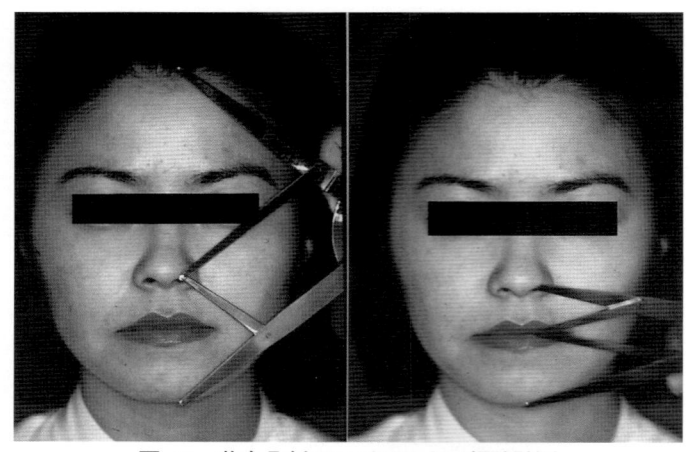

図 66　黄金分割コンパスによる顔貌計測
　a：下顔面：上中顔面比＝1：1.618
　b：上唇：下唇オトガイ＝1：1.618

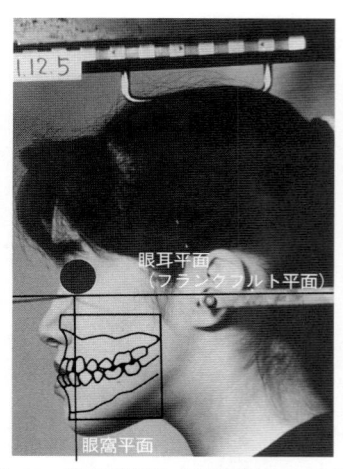

図 67　顎態模型と側貌写真との関係

（1：1.618）コンパスを用いて顔面各部を分析評価する方法もある[3]（図66）。側貌評価においてエステティック・ラインは邦人には用いにくく，筆者は鼻尖とメントンを結ぶ直線上に下唇がくるラインを推奨している[4]。骨格と歯列との関係は顎態模型で診断され，それを顔面写真にスーパー・インポーズすることで均衡美が評価される（図67）。

D．歯と口唇との構成美

　上顎前歯と上唇の位置関係は重要である。静的なリップ・ラインでは上顎中切歯が1から2mm露出するのが良いとされている。また，動的な笑顔（スマイル・ライン）では上顎8歯と歯間乳頭部が見えるのが最良とされている（図65の口唇部と歯牙の関係参照）。

E．歯・顎・顔面美と人の心理

　個々の患者で審美の尺度は異なる。個性を尊重した治療で予後の満足度を想定する必要性がある。家族や周囲の環境も考慮し，歯科医師は患者の美との感覚的融和を持たねばならない。患者はもともとの自分の形態を直そうとする心理と直した後のもとの自分でない部分が新たに生じた心理を持っている。人は何らかの口腔に関するコンプレックスを持っている。個々の患者の深層心理を無視しては健全な医療とはならない[5]。人の性格は根本的には変わらないといわれているが，治療後に好転している例が多い。特に顎変形症の治療後の満足度は90％を超え，抑うつ，劣等感，神経質，非客観性，非協調性などの性格の好転が見られる[6]。

F．歯・口腔・顎顔面美のまとめ

　現代では白い歯で清々しい笑顔が美しい個性と表現され，それを好む傾向にある。歯科における治療目標は機能美にある。患者の深層心理を理解し，安全で確実な治癒を期待できる審美性に富む治療が必要である。さらに心身医療に基づいた患者の心理社会的負担の少ない快適な医療を心がけねばならない。

文 献

1) 成田令博：人にとって顔とは．財団法人口腔保健協会，東京，116-127，1995
2) 丸山剛郎，監訳：ファンダメンタルス オブ エステティックス．クインテッセンス出版，東京，33-58，1994
3) 喜久田利弘，都 温彦：顎変形症における審美的配慮について．福大医学紀要 23：227-236，1996
4) Kikuta T, Shimizu T, et al：Surgical correction for concave skeletal nasal base. J Esthetic Dentistry 10：193-200, 1998
5) 喜久田利弘：口腔外科における審美．九州歯会誌 50：685-687，1996
6) 安光千昭，喜久田利弘，他：下顎前突症の手術成績の検討；アンケート調査から．日口外誌 35：189-195，1989

あとがき

　編者の立場は現在，福岡大学医学部の一分科である歯科口腔外科学教室に所属している。かつて歯学部に籍を置いていた時は口腔外科や歯科保存科などの所属であった。

　医学部の科と歯学部の科では前者は歯や口腔臓器の全体，後者は歯や口腔臓器の部分を担当する科という違いがあった。このようなことから医学・医科とは何か，歯学・歯科とは何か，という問題が頭から離れなかった。医学としての歯科であるのか，医学とは独立した理念を有する歯学部あるいは歯科大学であるのか。そこには人間を視野においた歯学の哲学が思い浮かばなかった。

　医学の歯科口腔外科に赴任してからは医学部の他科と同じ目的や理念のもとで科としての特性的な機能を果たすことができた。しかし，歯科医師法と医師法における規範の違いは医療面における資格の差によって同じく扱われない面があった。

　また，医学部と歯学部の谷間にはいまだ手つかずの分野が多く残されていることに気がついた。医学と歯学との二元性制度によってもたらされた臨床的，研究的谷間は国民にとって不幸な事態であるといわざるを得ない。

　本書の目的は，歯科医師でありながら医学部と歯学部との制度を経験した筆者が，その谷間にある問題や矛盾などの統合を模索しながら，少しでも谷間を埋めることであった。歯学の臨床における主な研究は歯と口腔と顎に関する健康科学であると思っている。そこで本書の執筆にあたっては編者が未熟で不足しているところを医学におけるこの道の碩学である小川暢也先生，坂田利家先生，久保千春先生，西村良二先生に御援助をお願いして快くお引き受けいただいた。ここに厚く感謝し，御礼を申し上げる次第である。

　また，これまで編者と一緒に歯と口腔と顎と心に関する健康科学について考え，協同研究者として携わってきた医局の人や友人の先生方にも執筆に加わっていただいた。

　本書の内容については編者が昭和61（1986）年10月31日，金原出版から発行した「歯科臨床のための心身医学」が絶版になったので，残しておきたい箇

所を二部再録して用いたことをお断りしておきたい。

　歯や口腔や顎は同じ人間の器官であり臓器でありながら歯学と医学とは別の制度をもって歩いてきた。本来は同じ医学の基盤に立って行われるべき学問であり，臨床の一分野である。その基盤に立った科としての特性があるだけのことであろう。その歯科の特性だけを基盤にして歯学は独立しているのである。そして100年に近い永い年月を経過している。そこで歯学部の人は医学部のことがわからない，医学部の人は歯学部のことがわからないようになった。しかし最近では医学と歯学との統合化が一部行われ始めている。

　歯や口腔や顎だけが全身から別にあるわけではない。また，これまで歯科と医科とは違ったものであるといいながら歯科と医科の制度を分けることについて本質的な必要性や二元性が正しいという哲学を述べてくれる人は少ない。

　歯学も医学も行政も当事者たちは寡黙であり，現状を受け入れているようにも思われる。

　本書が歯学と医学との谷間を埋めて共通の医学的基盤を作り，歯科と医科との理念を結ぶ懸橋に少しでもなればこのうえない幸せである。

2004年11月11日

編集代表：都　　温彦

索　引

A

アテローム性動脈硬化発症 ………150
アウストラロピテクス ………62
秋本光子 ………140
暗示による身体反応 ………20
安定型 ………119
荒噛みの肥満症患者 ………43
ADL（Activity of Daily Living）の
　低下 ………197
Autonomic R-100 ………168

B

バイオフィルム ………148
ブッシュマン ………63
抜歯後感染 ………88
抜歯後の知覚麻痺 ………87
抜歯時皮下気腫 ………87
抜歯時根迷入 ………88
抜歯に関する事故 ………86
美の原理 ………202
美の背景と原理 ………201
病的状態の sign（症状） ………133
分裂病型パーソナリティ ………7
分裂病質パーソナリティ ………7
Brain foods ………54

C

痴呆患者 ………81
知能障害 ………79
治療に対する意欲 ………37
治療的意義 ………134

超低エネルギー食療法 ………54
注射処置群 ………123
中枢神経系 ………21
corticotropin releasing hormone
　（CRH） ………23
CV 値（コントロール群） ………171
CV 値（味覚刺激群） ………169, 171

D

唾液分泌と自律神経機能 ………168
大脳辺縁系―視床下部―下垂体―副腎
　系と免疫系 ………23
大うねり型 ………119

E

エネルギー代謝調節系 ………43
餌 ………44
演技性人格障害 ………109
演技性パーソナリティ ………8

F

不安 ………31
不安が低い患者 ………156
不安状態 ………5
不安による身体反応 ………20
副腎皮質刺激ホルモン（ACTH）…23
福岡大学病院歯科口腔外科 ………68
服薬違反 ………129
服薬違反の理由 ………130
負のフィードバック機構の調節 …23
紛争の予防 ………90
不定愁訴 ………77

fainter（脳貧血者） ………………117
fainting ……………………………117
fainting 例（1）…………………121
fainting 例（2）…………………121

G

顎義歯装用者の咀嚼能力 …………190
顎関節症患者の心身の健康 ………193
顎関節症患者の咀嚼指導 …………193
顎関節症の原因病態 ………………196
顔貌計測（黄金分割コンパス）……204
顔面表情 ……………………………92
顔面表情（咀嚼指導後）……………92
顔面表情（咀嚼指導前）……………92
顔面骨格の評価 ……………………202
顔面軟組織の評価 …………………202
顔面の形態心理学的特徴 ……201,203
激痛症例に対する VMA 値 ………124
幻覚妄想状態 …………………………5
幻覚薬（hallucinogens）……………34
義歯で噛む …………………………185
誤抜歯 …………………………………86
誤嚥 ……………………………………86
誤嚥性肺炎 …………………………197
誤飲 ……………………………………86

H

ヒスタミン神経賦活 …………49,52,54
ヒスタミン神経系 …………………47,52
ホモ・エレクトス（直立原人）……62
ホモサピエンス（新人）……………62
歯・顎・顔面美と人の心理 ………205
歯・口腔・顎顔面美 ………………201
歯の形態（ヒト）……………………60
歯の健康 ……………………………63
歯の進化 ……………………………59

反社会的パーソナリティ ……………9
歯と口唇との構成美 ………………205
歯と食物との関係 …………………59
発熱 ……………………………………25
早喰いの肥満症患者 ………………43
非注射処置群 ………………………123
非ふるえ熱産生の亢進 ……………50
肥満遺伝子発現 ……………………50
肥満遺伝子（ob 遺伝子）…………50
肥満症患者への治療応用 …………42
肥満症の治療 ………………………56
非薬物要因(non-drug variables)…33
表情項目（咀嚼指導後減少）………94
表情項目（咀嚼指導後増加）………94
哺乳に関する反射 …………………138
哺乳運動 ……………………………138
崩壊度の高い未処置歯数 …………117

I

インプラントの事故 ………………86
一次性ショック ……………………117
胃腸性愁訴 …………………………77
医学と歯学の二元論的制度 ……11,13
医原的問題への対応 …………………3
医事紛争の現状 ……………………85
医療事故 ……………………………85
医師―患者関係 ………66,76,85,161
医師法制度 …………………………11
医師の態度 …………………………37
痛みによる苦痛と障害 ……………133
痛みの臨床的"治療的意義"………133
痛みの生理的・作業障害 …………134
痛みの症状 …………………………133
痛みの症状の経過 …………………125
痛みのために生じた不安 …………133
痛みの訴え …………………………132

痛みとカテコールアミン（CA）の
　変動 …………………………124
痛みと危険信号 …………………133
痛みと精神的作業障害 …………127
痛みと生体の防御的感覚 ………133
依存性パーソナリティ …………10

J

時間治療法(chronotherapeutics) …38
時間生物学（chronobiology）……39
時間薬理学（chronopharmacology）
　………………………………39
自己愛パーソナリティ ……………8
自律神経系 ………………………22
自律神経系の免疫能 ……………24
自律神経機能検査法 ……………168
自傷行為に起因した難治性舌潰瘍
　………………………………113
上顎骨欠損者の顎義歯装用 ……191
条件づけによる身体反応 ………19
受診動機 …………………………68
受診動機と疾患 ……………69,70
受診動機と症状 …………………69
Jeffcoat 重度歯周炎患者 ………151

K

カテコールアミン（CA）変動 …122
回避パーソナリティ ……………10
加工食品（現代）………………196
患者の現実や真実 ………………78
患者の権利意識 …………………85
患者のこだわり …………………79
患者のニーズ ……………………66
患者のパーソナリティ特性 ……37
患者の QOL の向上 ……………191
患者のとらわれ …………………79

患者心理の概要 …………………5
患者と歯科医師 …………………76
褐色脂肪組織（brown adipose tis-
　sue；BAT）……………………50
河合雅雄 …………………………63
経口的食事 ………………………191
血管病変と歯周疾患 ……………150
血管緊張低下性失神 ……………117
血管迷走神経性失神 ……………117
血糖値の比較―粗咀嚼指示 ……166
緊張による身体反応 ……………20
近代医学 …………………………11
既往治療情況 ……………………38
局所麻酔注射処置 ………………122
局所麻酔薬の効果 ………………39
鏡映描写テストの観察 …………128
恐怖を訴える患者 ………………81
強迫的パーソナリティ …………11
境界パーソナリティ ………………9
旧制第 7 高等学校 ………………61
心と表情との関係 ………………92
今後の課題 ………………………40
骨再生 ……………………………147
抗不安の効果 ……………………37
抗不安薬（anxiolytics, antianxiety-
　drugs）…………………………34
咬合の異常感 ……………………102
高ヒスチジン含有食材 …………56
抗菌剤 ……………………………148
口腔衛生 …………………………147
口腔異常感症 ……………………106
口腔ケア ……………………150,197
口腔内セネストパチー …………111
口腔細菌動態 ……………………197
口腔湿潤状態と健康 ……………173
口腔湿潤感安定者の特徴項目 …173

口腔湿潤感安定と不安定 ………173
口腔消化 ………………63,162
口腔消化（5段階の評価基準）…163
口腔消化不全 ………………163
口腔消化不全者群 ……………166
口腔消化不全者の血糖値 ………165
口腔消化不全者の血糖値—精咀嚼指示
　…………………………166
口腔消化良好者群 ……………166
口腔消化良好者の血糖値 ………165
口腔消化促進 ………………163
口腔消化と血糖値 ……………162
高齢者の肺炎 ………………197
抗精神病薬（antipsychotics）……34
向精神薬 ……………………31
向精神薬の分類 ………………34
向精神薬の適応 ………………35
向精神薬の適用 ………………32
口唇部で表現される特徴的表情 …203
口臭症 ………………………100
抗うつ薬（antidepressants）……34
K. Rickels ………………………37

L

leptin 抵抗性 ………………52

M

ミラードロウイングテスト
　（鏡映描写テスト）……………127
ミトコンドリア ………………50
満腹中枢（VMH）………………46
免疫系による生体反応 …………24
免疫の条件づけ ………………26
未処置歯（C_1・C_2程度）………117
妄想 …………………………80
妄想性パーソナリティ ……………6

N

内分泌系 ……………………22
内臓脂肪 ……………………48
内臓脂肪分解 …………………49
年齢別咀嚼習慣の頻度 …………177
年齢別咀嚼習慣と体重 …………178
熱産生調節 …………………43
日本食化 ……………………54
脳貧血 ………………………117
脳貧血調査表の非脳貧血者分類法
　…………………………121
脳貧血調査表の脳貧血者分類法 …121
脳貧血発作 …………………117
脳貧血発作時の血圧値と脈拍数 …120
脳貧血発作の発症時状況 ………117
脳貧血者群での抜歯 ……………117
脳貧血者群と非脳貧血者群 ……117
脳機能 ………………………43
脳内ヒスタミン神経系 …………43
NK細胞活性 …………………26
non fainter（非脳貧血者）………117
non-drug factors ………………37

O

黄金分割 …………………202,204

P

プラークコントロールモチベーション
　の困難性 ……………………155
プラーク細菌 ………………148
プラシーボ効果（反応）………36
placebo response ……………37
polyphamacy（多薬併用）………40
polysurgery …………………80
Polysurgery（頻回手術症）………98

Polysurgery（結婚状況） …………99
Polysurgery（診断・治療・予後） 99
PTSD ……………………………31

R

ラポール …………………………5
レセプター………………………24
霊長類からのヒトの進化 ………193
連携医療（歯科疾患への対応）……3
臨床治療学 ………………………32
臨床薬学 …………………………32
臨床薬理学 ………………………32
老人患者 …………………………83

S

サイトカイン ……………………24
ストレスと神経・内分泌・免疫系の
　相関 ……………………………21
再生の条件 ………………………159
再生療法 …………………………159
35歳から39歳まで ………………184
小波型 ……………………………119
性格傾向（歯磨き回数）…………145
性格傾向（おかしの買い食い傾向）
　…………………………………144
性格傾向（齲蝕増加パターン分析）
　…………………………………143
生活習慣病 ………………………27
生活習慣病治療の
　心身医学的アプローチ ………28
生活習慣病の急増 ………………42
生活習慣病の予防 ………………150
生活習慣病とストレス …………28
生理的メカニズム ………………21
精神薄弱患者 ……………………83
精神医学領域の疾病概念 ………35

精神科患者の治療法 ……………15
精神科領域の患者への歯科治療 ……6
精神科領域の歯科受診 …………4
精神科診察の依頼の理由 ………13
精神障害 …………………………31
精咀嚼者（中高年）………………184
精咀嚼（植物食）…………………193
精咀嚼と粗咀嚼習慣 ……………193
摂食機能の発達 …………………138
脂肪分解の促進 …………………48
脂肪代謝調節 ……………………43
歯科治療の精神科的問題 ………4
歯科治療と患者の生体反応 ……116
歯科医学 …………………………11
歯科医学専門学校 ………………12
歯科医師法制定 …………………11
歯科患者の受診動機 ……………66
歯科患者の訴え …………………76
歯科から精神科への紹介法 ……13
歯科口腔外科疾患の特徴 ………134
歯科心身医学の概念 ……………2
歯科心身症への対応 ……………3
歯科心身症の病態モデル ………95
歯科処置時の血圧値と脈拍数 ……118
島峰　徹 …………………………12
診断的意義 ………………133,134
歯肉縁下プラーク ………………148
心因性反応 ………………………117
心因性の精神・身体の不適応反応
　…………………………………139
神経・内分泌系による免疫機能の調節
　…………………………………23
神経ヒスタミン枯渇後の咀嚼中枢 46
神経筋性愁訴 ……………………77
神経ペプチド ……………………24
神経症 ……………………………82

神経衰弱状態	5	歯周疾患と心臓血管病変	150
心血管性愁訴	77	失神	117
心気状態	5	執拗な訴え	78
心気症	11	社会環境条件	37
心気症的傾向	79	食調節機能のしくみ	46
心理・社会的要因（psychosocial factor）	31	食本来の脳機能	56
		食物線維の含有量	54
心理社会的問題への対応	3	食物と咀嚼	59
心理的メカニズム	19	食の破壊	42
心療内科の歴史	17	食欲	25
心療内科の対象疾患	17	食欲の調節	43
心療内科と生活習慣病	16	食欲抑制	25, 48
新制の歯科大学	12	小児の口腔衛生習慣	142
心身医学	16	小児歯科	138
心身医学療法	29	宿主側の免疫能の低下	197
心身医学的対応	98	醜形恐怖（身体醜形障害）	107
心身医学と生活習慣病	16	自然経過による見掛け上の効果	38
心身医療	31	組織破壊	149
心身交互作用	20	咀嚼	43, 44, 47, 52, 60
心身症の発症	24	咀嚼法による減量効果	53
心身相関の考え方	18	咀嚼回数と口腔消化との関係	164
心身相関のメカニズム	19	咀嚼回数と口腔消化との相関性	163
身体の病気の神経症化	20	咀嚼筋群の廃用性病態	196
身体的歯科疾患をもつ患者	3	咀嚼筋の圧痛の改善	193
歯周病	148	咀嚼機能（成人型）	138
歯周病のリスク因子（喫煙）	149	咀嚼（後天的に獲得される機能）	138
歯周病と嚥下性肺炎	150	咀嚼の必要性	61
歯周病と低出生体重児	151	咀嚼性健康状態不調	63
歯周病と糖尿病	151	咀嚼性健康状態の良好と不調像	64
歯周治療発展の歴史	148	咀嚼指導	63, 193, 195
歯周治療の流れ	152	咀嚼指導概要	194
歯周治療の進歩	159	咀嚼指導と顎関節症患者	194
歯周治療の進め方	152	咀嚼者と標準体重	184
歯周疾患	147	咀嚼習慣	63
歯周疾患の治療	147	咀嚼習慣の疫学的研究（幼児）	140
歯周疾患の予防	147	咀嚼習慣と肥満	177

咀嚼習慣と神経質傾向 …………141
咀嚼習慣と体質傾向 ……………141
咀嚼と耐糖能 ……………………165
粗咀嚼者（青年者）………………184
粗咀嚼者と過体重・肥満 ………184
相互参加型 ………………………161
双方の「やる気」…………………161
躁状態 ……………………………82
早産の危険因子 …………………151
睡眠 ……………………………25,26

T

てんかん性精神病患者 ……………83
食べ物を噛まない子 ……………138
食べ物を噛めない子 ……………138
体重調節の指標 …………………43
退行状態 ……………………………5
統合失調症（精神分裂病）…………31
疼痛の治療経過と VMA 値 ………127
Tourette 症候群（トゥレット病）
　……………………………………113

U

うつ状態 ………………………5,82
齲蝕の増加傾向（小児）…………142
齲蝕増加の有無と各性格傾向 ……142
訴えと身体的変化 ………………73

V

VMA 値 …………………………127

Y

ヨウ素でんぷん反応 ……………164
薬物動態（pharmacokinetics）……32
薬物自身の要因(drug variables) …33
薬物適用設計 ……………………33
薬力学
　（pharmacodynamics；PD）……33
薬疹 ………………………………89
野菜の摂取 ………………………63
抑うつによる身体反応 ……………20
予測因子 …………………………149
有床義歯装用（高齢者）…………187
有床義歯装用者の咀嚼能力 …187,188
有床義歯装用者の咀嚼能力（高年齢）
　……………………………………189

Z

全人的医療（holistic medicine）…31
全身性愁訴 ………………………77
全身的偶発症 ……………………116
全身的耐糖能 ……………………60
舌痛症 ……………………………104

編者略歴

都　温彦（みやこはるひこ）

昭和34年（1959）3月	九州歯科大学卒業
昭和34年（1959）4月	東京医科歯科大学歯学部臨床全科2年課程専攻科入学
昭和36年（1961）3月	東京医科歯科大学同2年課程修了
昭和36年（1961）4月	九州大学大学院医学研究科外科学専攻博士課程入学
昭和40年（1965）3月	九州大学大学院同博士課程退学後，修了
昭和40年（1965）4月	九州大学医学部附属病院副手
昭和42年（1967）4月	九州大学医学部附属病院助手
昭和42年（1967）8月	九州大学歯学部附属病院助手に配置換え
昭和46年（1971）9月	福岡大学助教授（福岡大学暫定病院香椎病院歯科口腔外科へ出向）
昭和48年（1973）8月	福岡大学病院歯科口腔外科部長
昭和58年（1983）4月	福岡大学医学部歯科口腔外科学講座教授
	現在に至る

主たる社会活動
　日本歯科心身医学会　　前理事長
　日本口腔科学会　　　　評議員
　日本口腔外科学会　　　評議員
　日本心身医学会　　　　功労会員

© 2005　　　　　　　　　　　　　　　第1版発行　2005年1月15日

心身医療と歯科医療
―歯・口腔・顎と心と健康科学―

※定価はカバーに表示してあります

検印省略

編著　都　温彦

発行所　株式会社 新興医学出版社
発行者　服部秀夫
〒113-0033　東京都文京区本郷6-26-8
電話　03（3816）2853
FAX　03（3816）2895

印刷　三報社印刷株式会社　　ISBN 4-88002-466-X　　郵便振替　00120-8-191625

- 本書の複製権・翻訳権・譲渡権・公衆送信権（送信可能化権を含む）は株式会社新興医学出版社が所有します。
- JCLS　〈㈳日本著作出版権管理システム委託出版物〉
  本書の無断複写は著作権法上での例外を除き禁じられています。複写される場合は，その都度事前に㈳日本著作出版権管理システム（電話 03-3817-5670，FAX 03-3815-8199）の許諾を得てください。